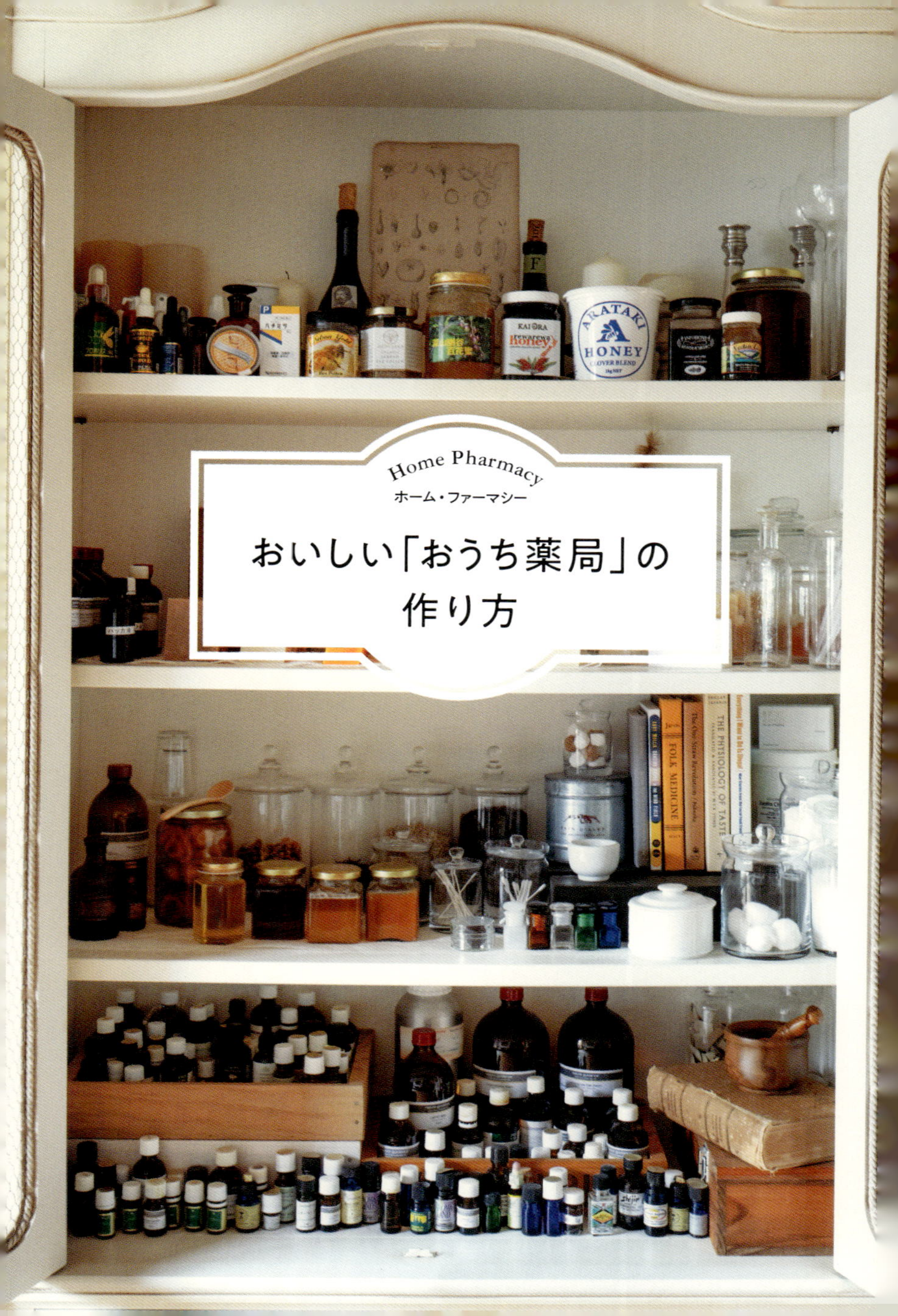

Home Pharmacy

ホーム・ファーマシー

おいしい「おうち薬局」の作り方

はちみつは昔から世界中で広く使われてきた医薬品です

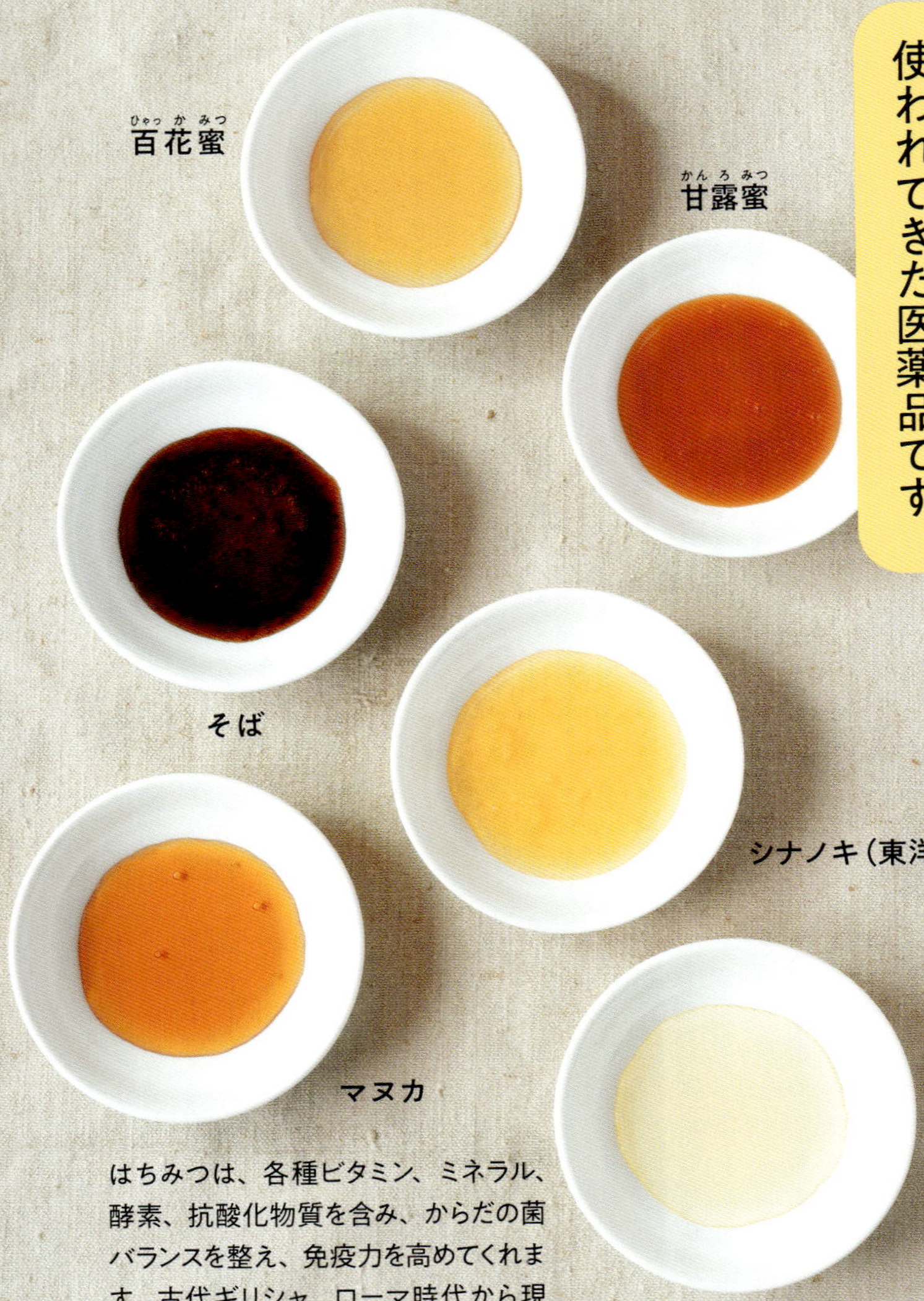

はちみつは、各種ビタミン、ミネラル、酵素、抗酸化物質を含み、からだの菌バランスを整え、免疫力を高めてくれます。古代ギリシャ、ローマ時代から現代まで研究され続けてきた、その治癒力を現代的にアレンジして活用すれば、暮らしを支える「おいしい万能薬」になるのです。

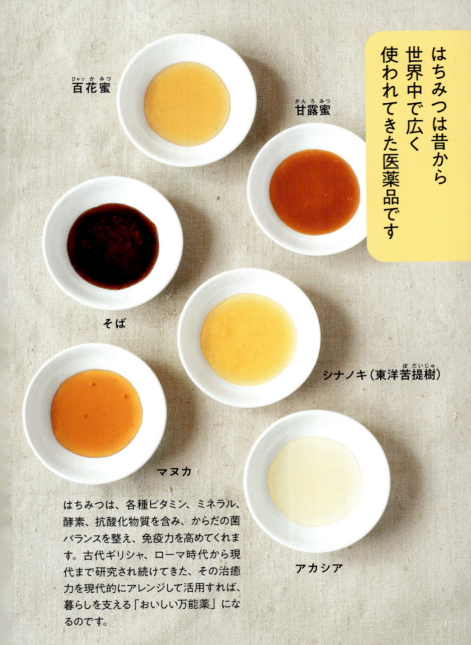

＼不調をケアする／ はちみつの種類と選び方

種類	どんなはちみつ？	効能	はちみつの色
アカシア 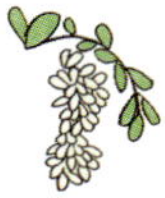	さらさらとしてクセがなく、上品な香り高さが人気。結晶しにくいので、クレンジングやパック、歯磨きなどに使いやすい。	果糖の比率が高いためGI値が低く、シナモンと合わせて血糖値調整効果のある栄養剤として使われることも（p.65-66）。	
シナノキ （東洋菩提樹） 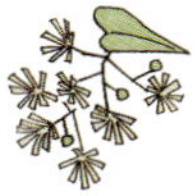	北海道に広く分布。はちみつやハーブ（花や葉）が西洋で風邪薬とされる菩提樹（リンデン）と同種。華やかで濃厚な香り。	発熱時や、喉の不調、気管支のケアなどによいとされ、風邪の季節に温かいハーブティーと合わせられることも多い。	
百花蜜 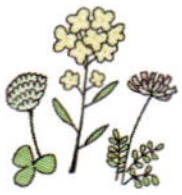	野山に咲くさまざまな花が蜜源で、特色が際立つ単一の蜜源よりも、ビタミン、ミネラルをバランスよく含むのが特徴。	マルチビタミン・ミネラルサプリのように普段使いの栄養剤として、好きな百花蜜を一つ見つけるのが、はちみつ生活のコツ。	
マヌカ 	近年、医療現場ではちみつ使用が進むきっかけとなる。MGOという特有成分の量によりグレード付けされる。ニュージーランド産。	潰瘍や化膿止めの治療、ピロリ菌対策などの効果で知られる。表示UMF10＋以上（＝MGO260～）が医療用とされ、目薬にも（p.135）。	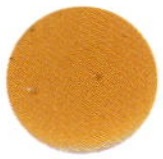
甘露蜜 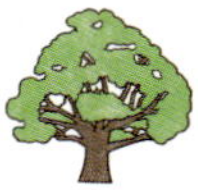	ナラやブナの木の樹液を吸う小さな昆虫が作り出す甘い蜜をミツバチが集めて作る。酵素やミネラルが豊富で、旨みがたっぷり。	伝統的に栄養価や各種効能が特に高いとされてきたが、最近の研究で、マヌカに劣らぬ抗炎症効果、抗酸化力の高さが明らかに。	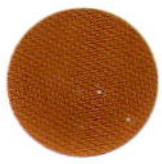
そば 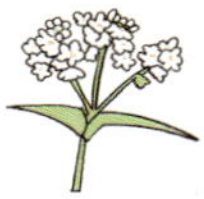	暗褐色で、鉄分や亜鉛、銅などのミネラルが特に豊富。黒糖のようなコクとややクセのある独特の風味がある。	貧血の改善、また、胃の粘膜を強化するとして胃痛の手当てに使われる他、特に咳止め、去痰剤としても効果があるとされる。	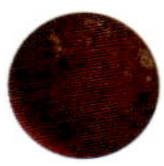

薄い　さっぱりとしてクセが少ない。
↕
濃い　個性的な味。ミネラルが多い。

＊ブドウ糖の多いはちみつは結晶しやすく、果糖が多いはちみつは固まりにくい。

なめるだけで効き目抜群

これなら続く はちみつ習慣

からだが傷んだ細胞を修復・再生させる時間は夜の 10 時から午前 2 時と言われる。ならば寝る前、はちみつをなめてからベッドに潜り込もう。その治癒力が頭やからだの隅々までしみわたり、速攻の疲労回復剤になってくれる。はちみつ生活はまずこのひとさじからスタート。➡ p.52、205

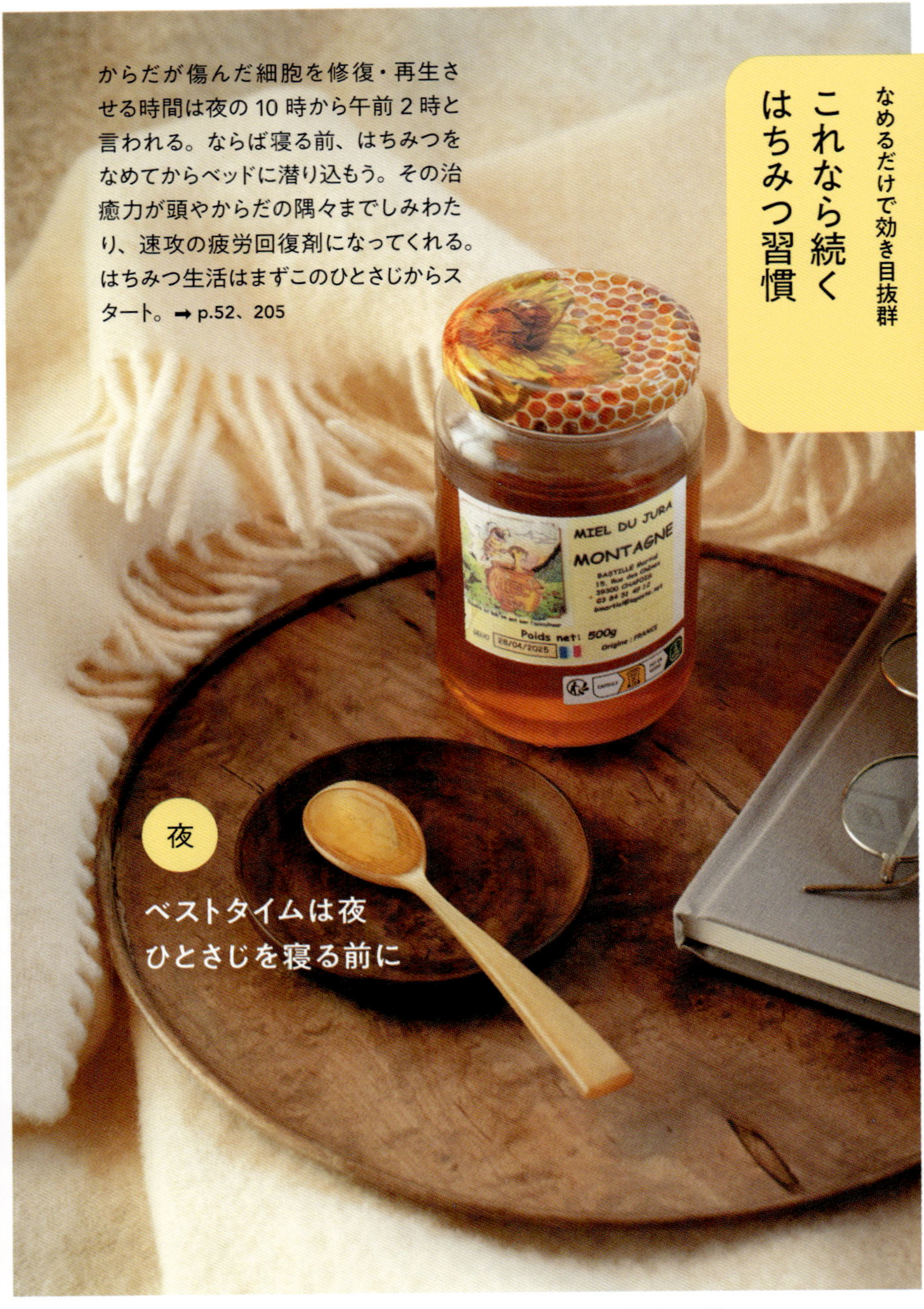

夜

ベストタイムは夜 ひとさじを寝る前に

＊使用するスプーンはステンレス以外の金属製のものは避ける。

夜に加えてもうひとさじを「薬」のつもりで摂るのなら、起きて最初のひと口が断然いい。はちみつの糖分は砂糖と違いすでにブドウ糖と果糖に分解ずみなので、寝ぼけた脳に活を入れるエネルギーにすぐ変わる。お茶請けとしてビタミンＣたっぷりの緑茶とともに摂るのもおすすめ。➡ p.58、64

朝

もうひとさじは朝
寝覚めのひとさじは脳に効く

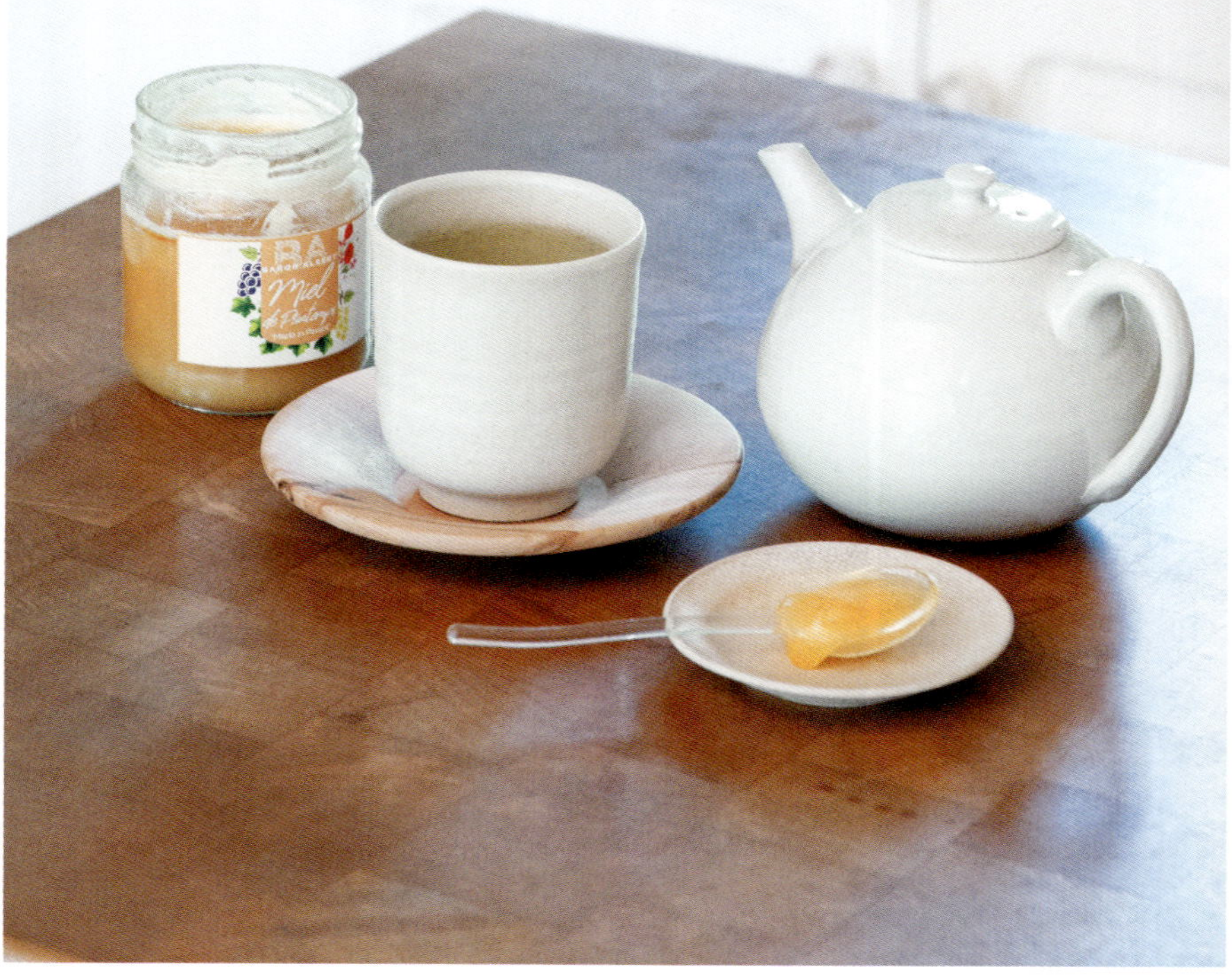

風邪対策、滋養強壮に最強
頼れる2つの処方箋

喉のケア

ハニーキャンディ

風邪予防　免疫強化

大さじ 1 のはちみつに小さじ 1/4 ほどのビタミン C の粉末（左ページ参照）をそっとのせてそのままぱくり。このひとさじが風邪対策のおいしいサプリメントになる。気分や好みによってフレーバーを変えて、おやつ感覚で風邪予防を楽しんでみるのもいい。➡ p.174、176、177

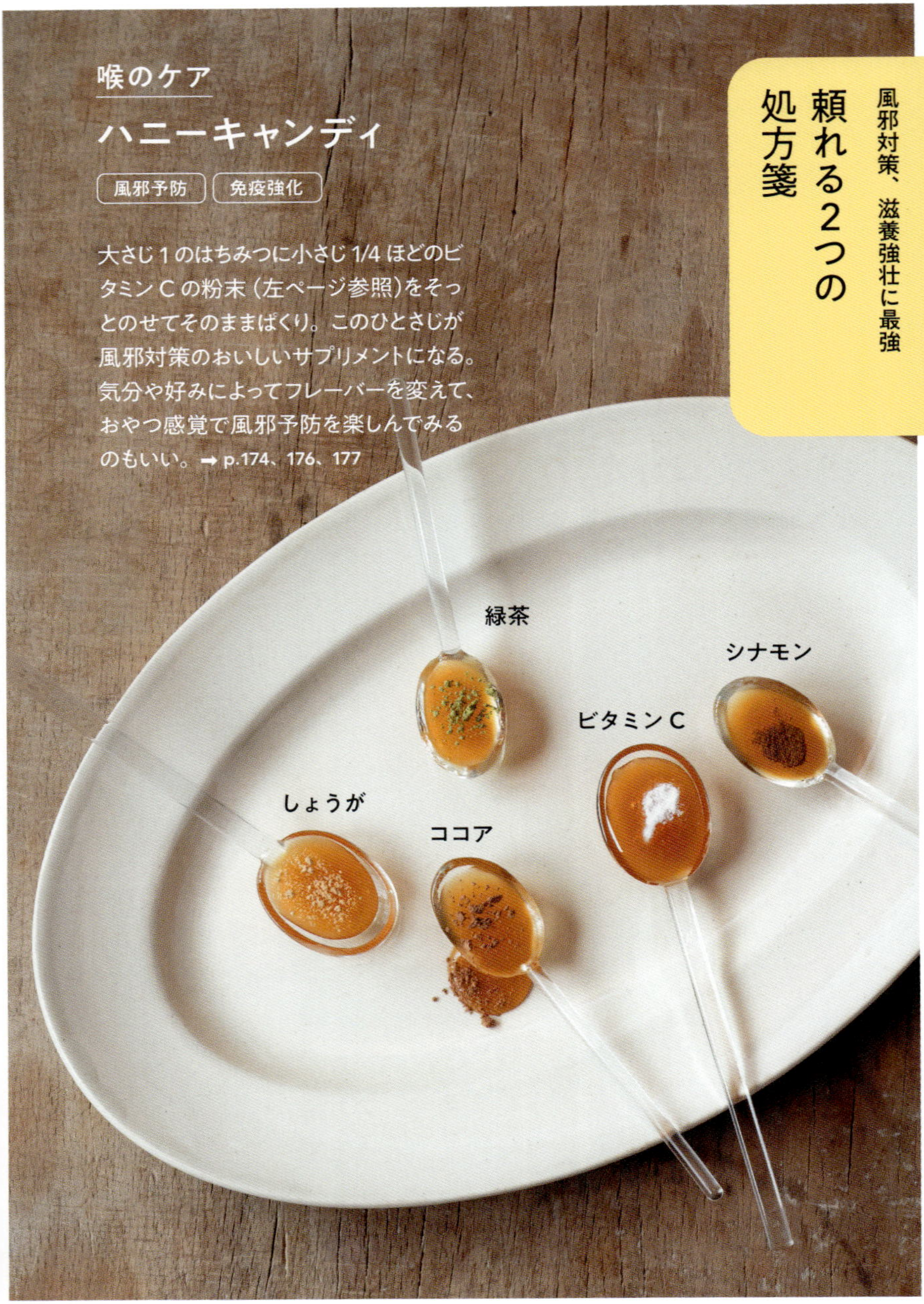

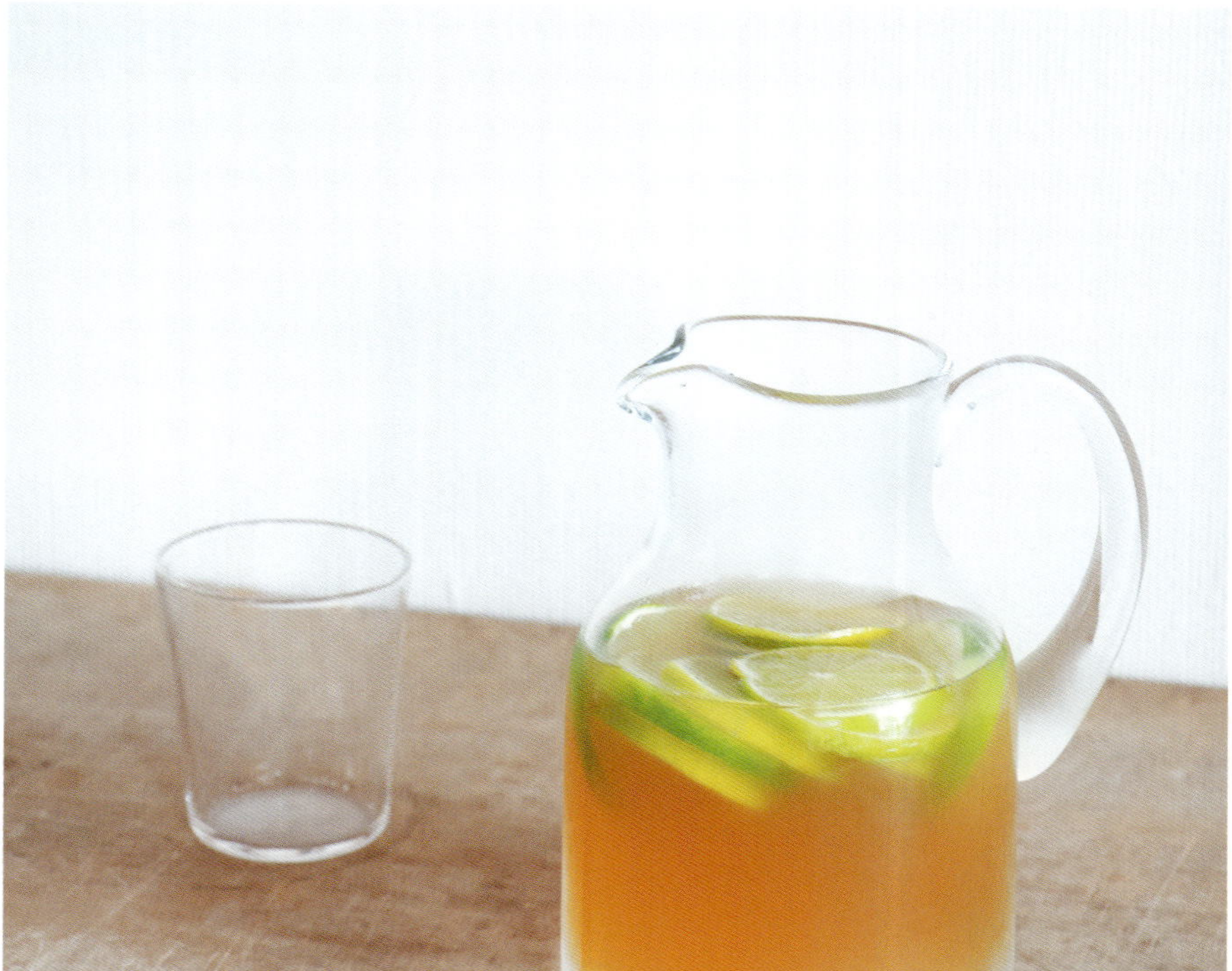

飲む点滴

はちみつ水

水分補給　熱中症予防　風邪予防

風邪で高熱を出した時、夏の暑い日や運動で汗をかくような時の熱中症予防に最適な、ビタミン・ミネラルたっぷりの手作りイオン飲料。ビタミンCの粉末のかわりに、フレッシュなライムやレモン果汁を大さじ1杯絞り入れても。きりっと冷やして飲む爽快感は格別。冷えたくなければ室温で。プチ断食用デトックス水としても。➡ p.91、96、194

● 材料と作り方／作りやすい分量

水500mℓにはちみつ大さじ2、天然塩小さじ1/4、ビタミンC（粉末）小さじ1/2～1/4を合わせてよく混ぜて溶かす。

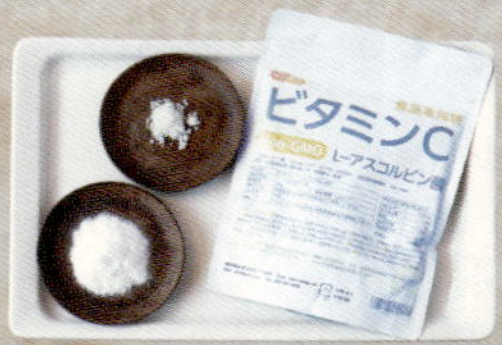

はちみつの得意分野

からだの内側・外側 速効で粘膜ケア

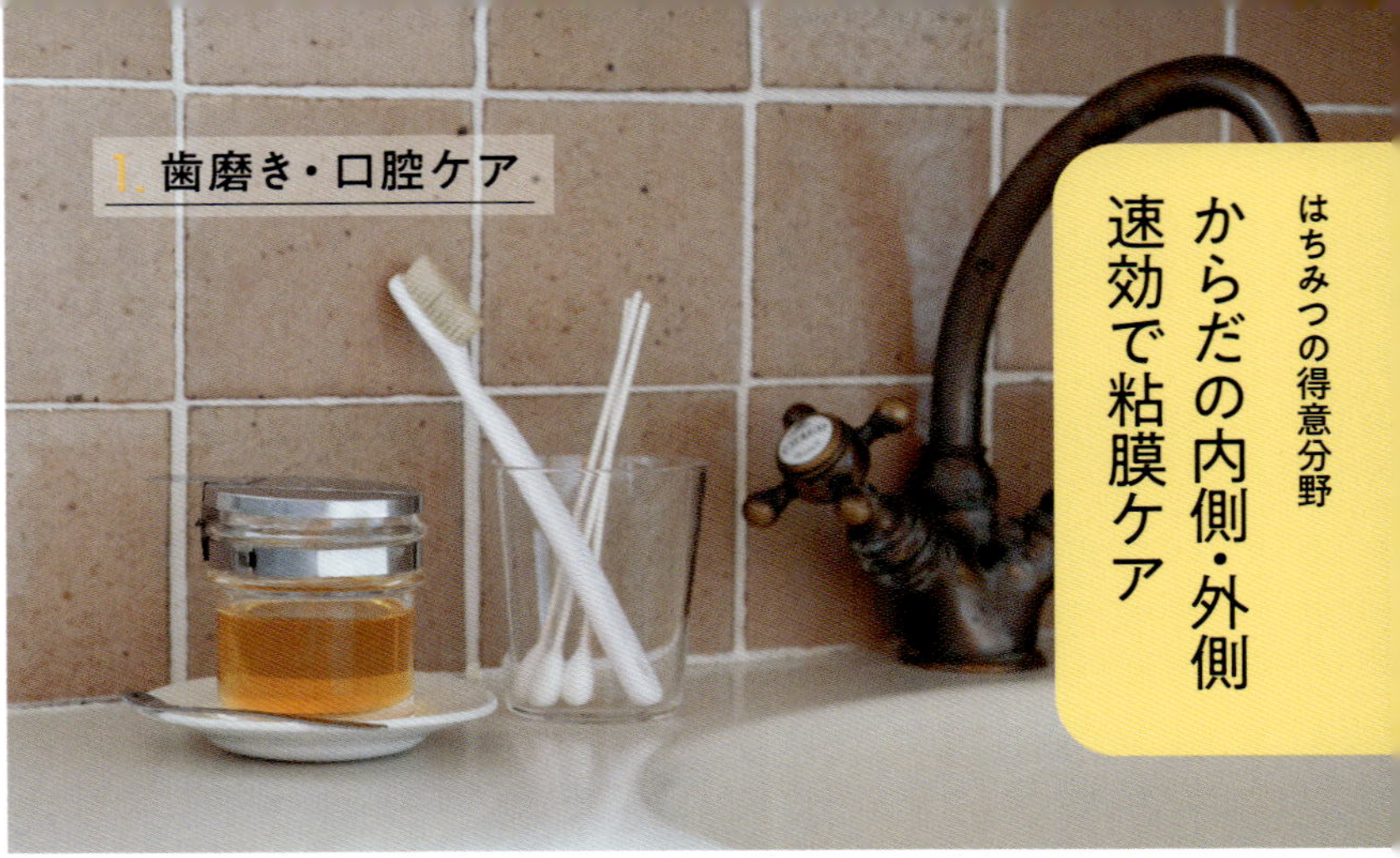

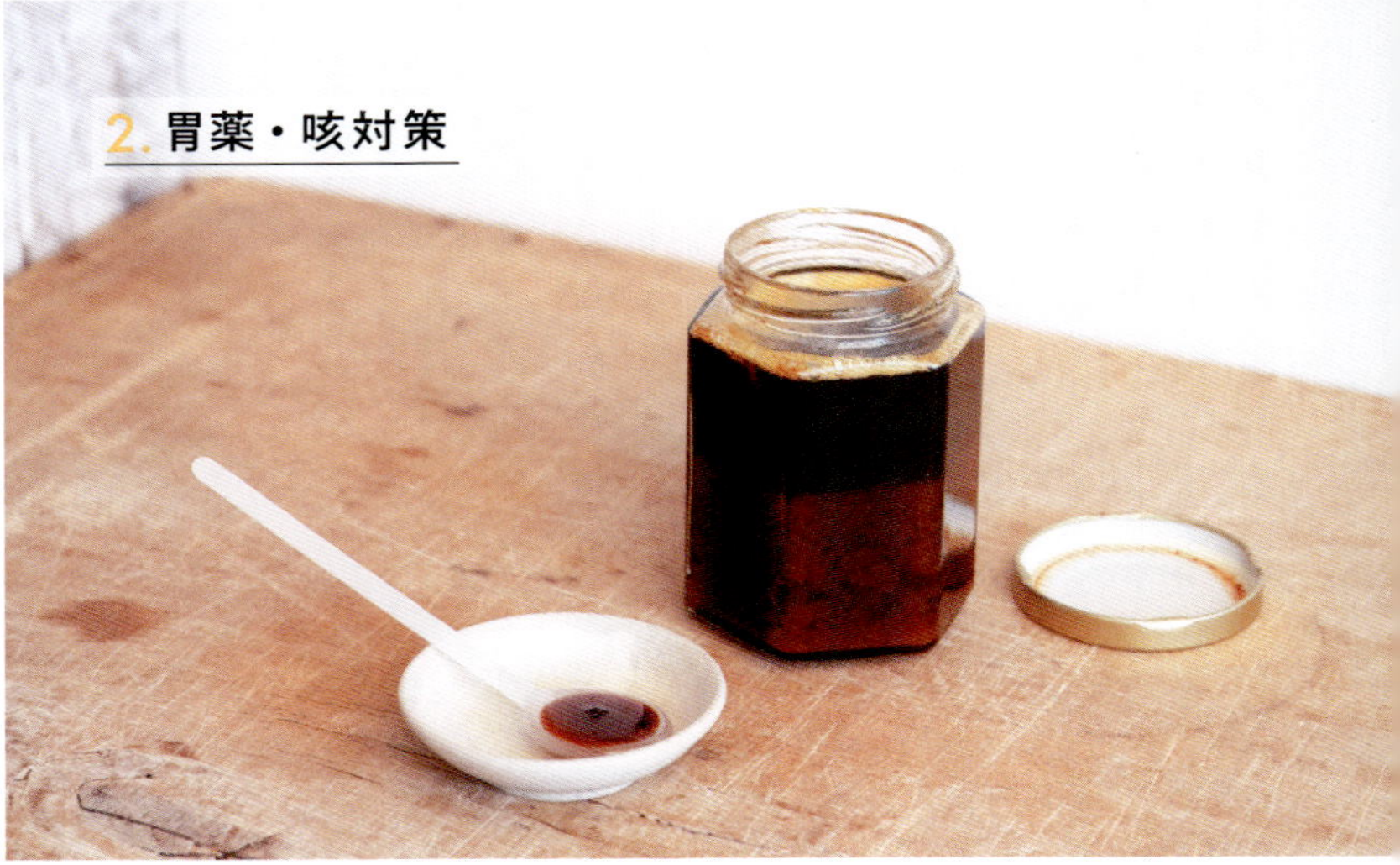

2. 胃もたれ 咳止め

消化不良や食べ過ぎで胃が重いときは、小さじ１のはちみつを飲みくだす。はっか油を１滴垂らすと、すーっとして胸まで軽くなる。そばなど色の濃いものは咳にも効果あり。 ➡ p.52、156

1. 歯周病予防 口内衛生

大さじ２のはちみつにはっか油５、６滴を混ぜる。歯ブラシに少量のせて磨けば歯がつるつるに。歯槽膿漏予防や口腔ケアには、喉用綿棒にとって歯ぐきや口の奥まで直接塗る。 ➡ p.79、87

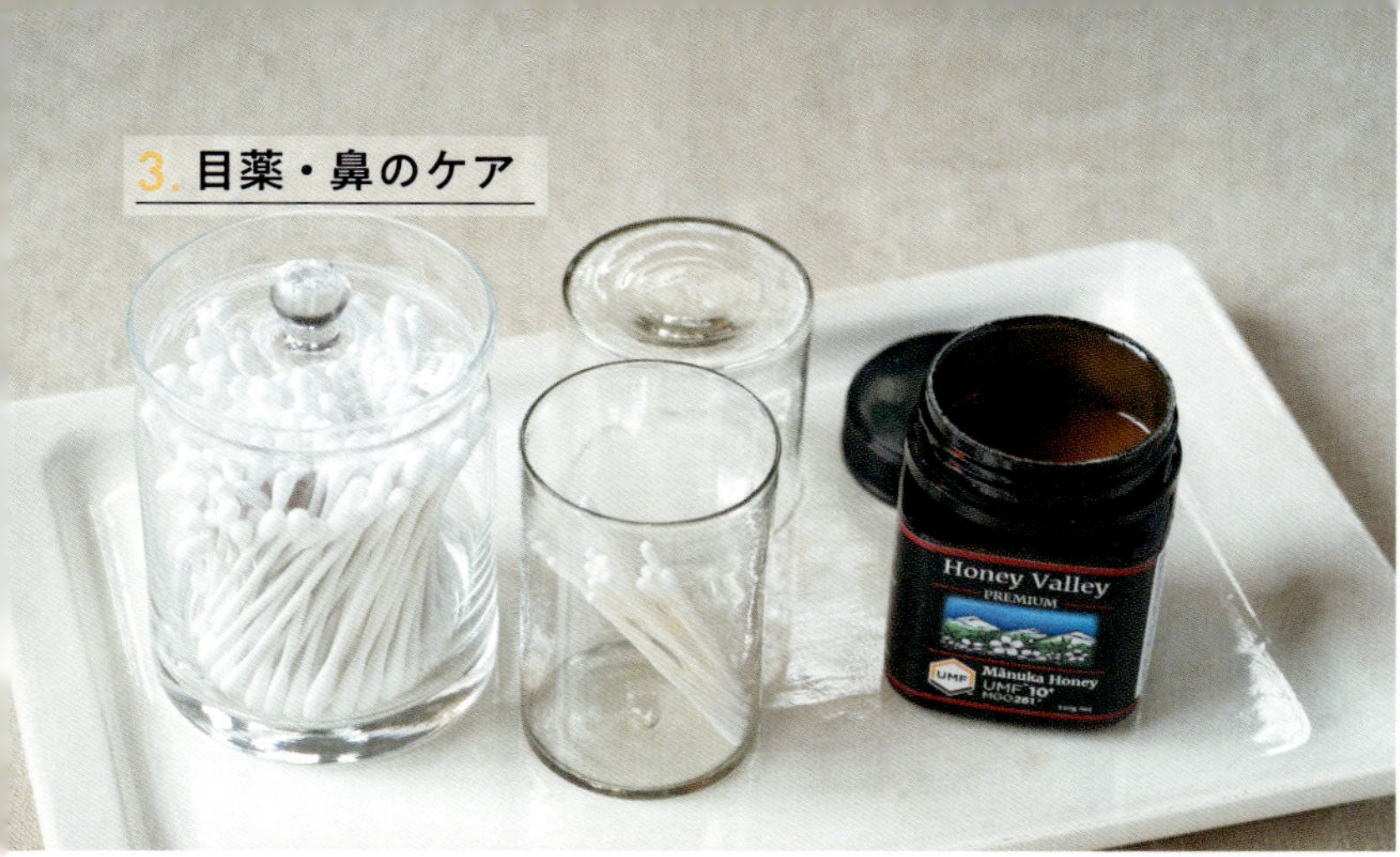

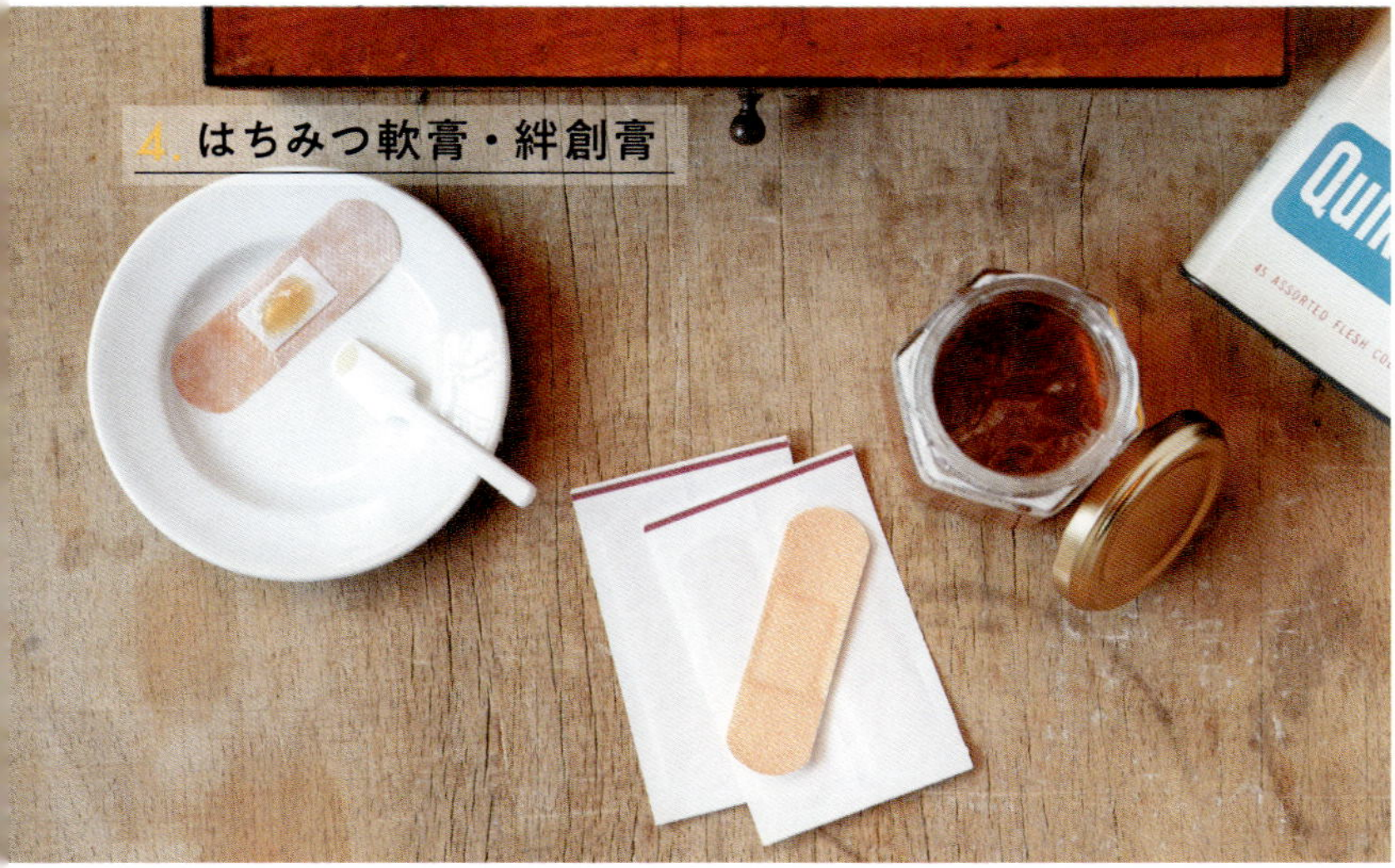

4. 切り傷 やけど

切り傷ができた時は、絆創膏や包帯にはちみつを塗って患部に貼ってみて。やけどの場合は患部を冷やしてから同様に。驚くほど早く痛みがとれ、傷口がきれいになる。 ➡ p.119

3. 疲れ目・ドライアイ 鼻の乾燥

綿棒の先にはちみつをのせ下まぶたに置くようにしてつける。鼻炎やドライノーズのケアも綿棒で直接患部に塗る。活性度 UMF10+（MGO260）以上のマヌカハニーを推奨。 ➡ p.144、146

あれた肌の修復も はちみつで自然派スキンケア

5. クレンジングと洗顔

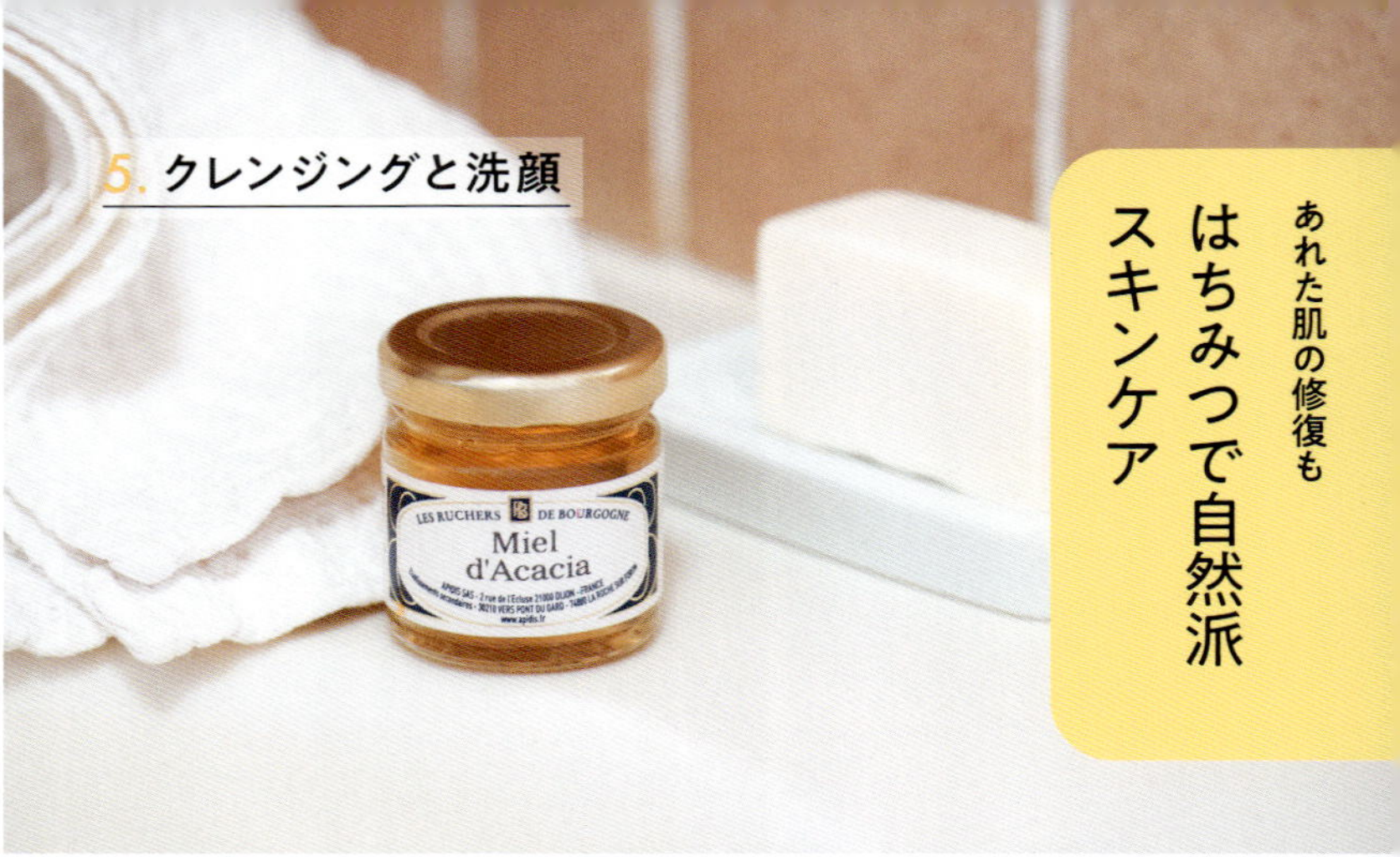

6. 化粧水・シェービングローション

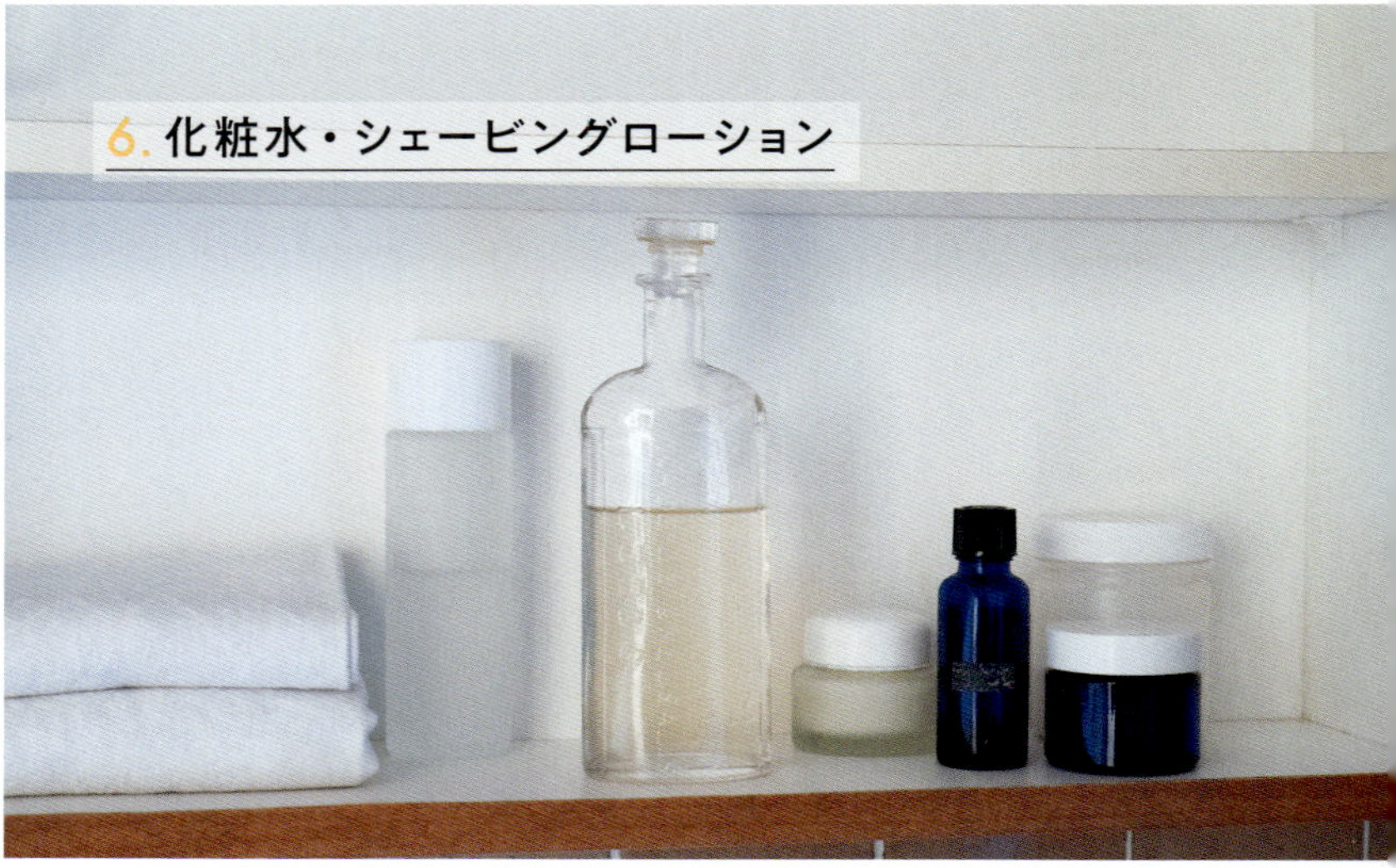

6. 日焼けケア　美白　保湿

100mℓの水にはちみつ小さじ1/2とビタミンCの粉末を耳かき1ほど混ぜて使用。日焼けで傷んだ肌やひげそり後のケアにも最適だ。保管は冷蔵室で。冷やして使うと心地よい。 ➡p.106、107

5. 抗菌　抗炎症　保湿

普段の石けんや洗顔料を手のひらで泡立てて、はちみつを小さじ1ほど足して混ぜ、顔全体にのばして洗う。毛穴の汚れやにきびの原因を除去しつつ、肌の菌バランスを調整。 ➡p.130、131

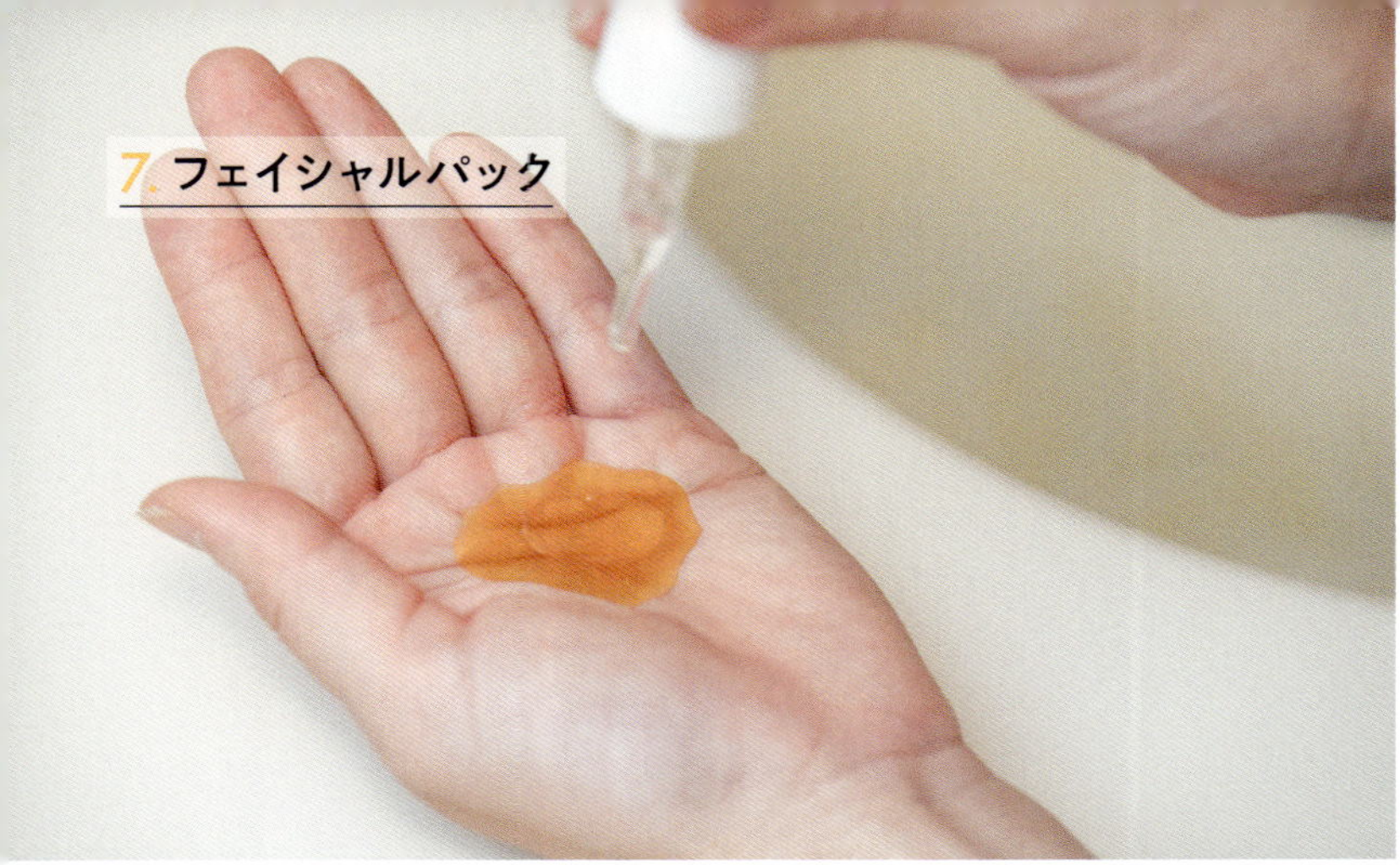

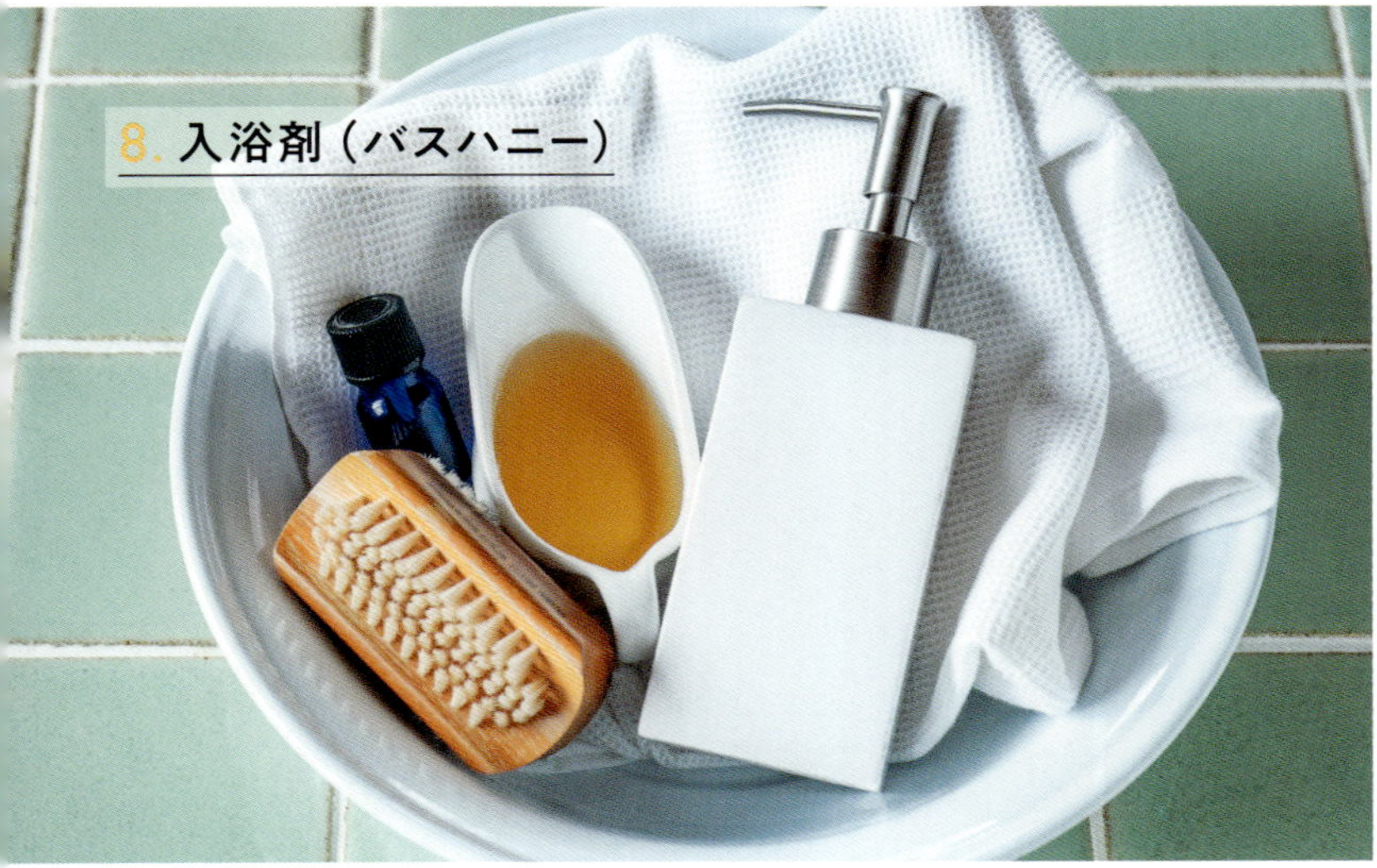

8. 日焼けケア 保湿

湯船にはちみつ大さじ 2、3 を入れて溶かせば、包み込むような保湿効果で全身しっとりすべすべに。香りも楽しみたい時はラベンダーなどの精油 4、5 滴を混ぜてリラックス。 ➡ p.111

7. 保湿 キメを整える

洗顔し、化粧水で水分を含ませた後、はちみつ小さじ 1 に美容オイル 5 滴（写真はホホバ油）を垂らし軽く混ぜ肌に塗布。1、2 分おきぬるま湯で洗い流せば、肌のキメが速効で整う。 ➡ p.133

主菜の前のひと皿

はちみつみそディップ

消化を促す　血糖値コントロール

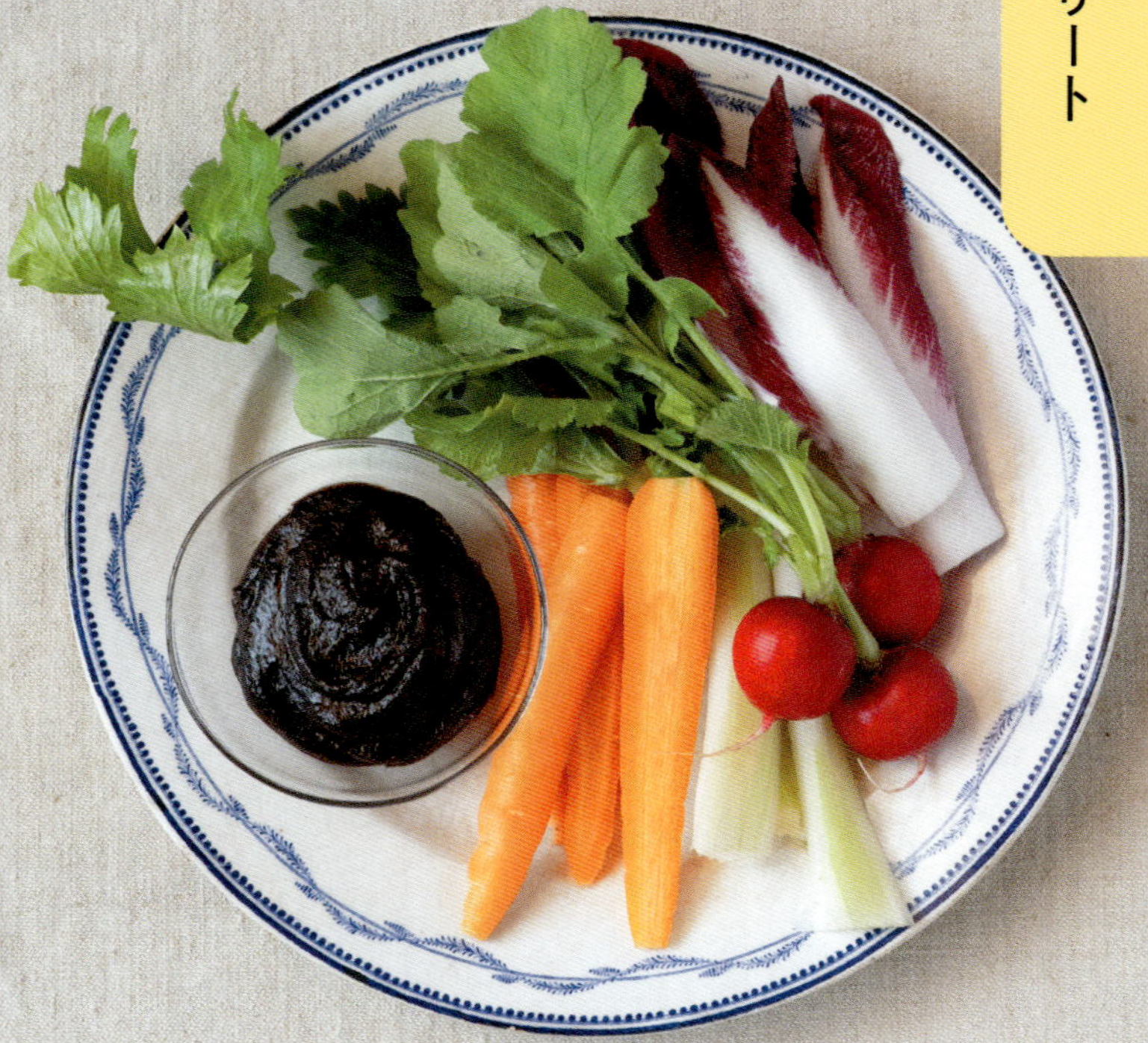

食前の空腹時にまずは一品として提案したい、酵素がしっかり摂れるみそディップ。酵素やミネラル、ビタミン、必須アミノ酸が豊富な生みそを使うのがコツ。食中の血糖値コントロールやカロリー調整にも役立つ。はちみつは甘露蜜がおすすめ。➡ p.76

● 材料と作り方／約３人分

みそ大さじ３とはちみつ大さじ１をよく混ぜる。好みでごま油やオリーブ油、スパイスなどを少量加えても。セロリやにんじんなど、好みの野菜につけて食べる。

はちみつを混ぜただけとは思えない風味豊かな逸品は、消化酵素の働きを補強してくれるうえ整腸作用も備える理にかなったデザート。はちみつの風味が溶けこんだ副産物のホエイドリンクとあわせて食後のお楽しみに。➡ p.76

● 材料と作り方／２人分

プレーンヨーグルト 300g にはちみつ大さじ２をよく混ぜる。フィルターをのせたコーヒードリッパーを大きめのカップにのせるなどして、5 時間～ひと晩ほど水切りをする(ラップをかけて冷蔵室で)。

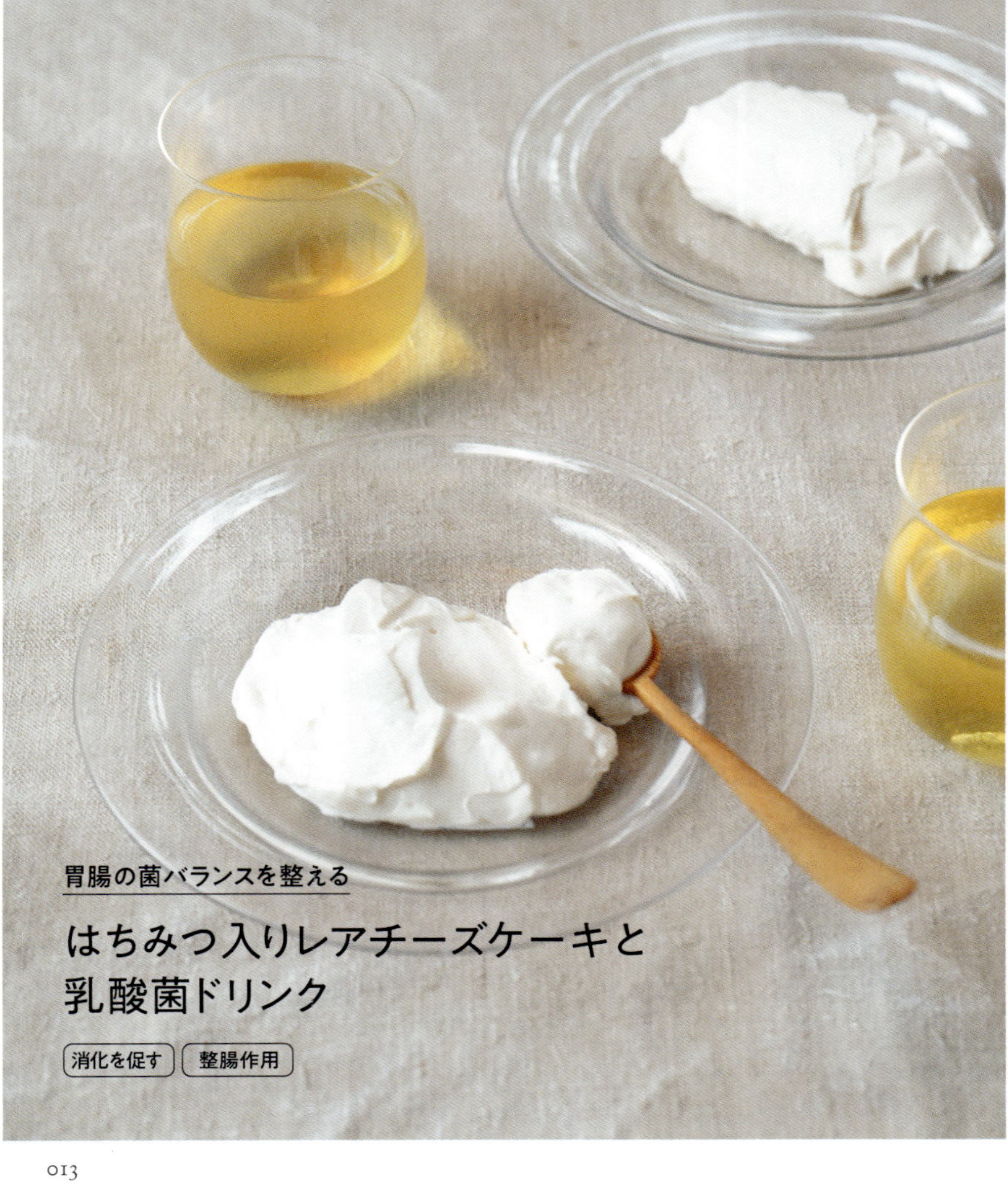

胃腸の菌バランスを整える

はちみつ入りレアチーズケーキと乳酸菌ドリンク

消化を促す　整腸作用

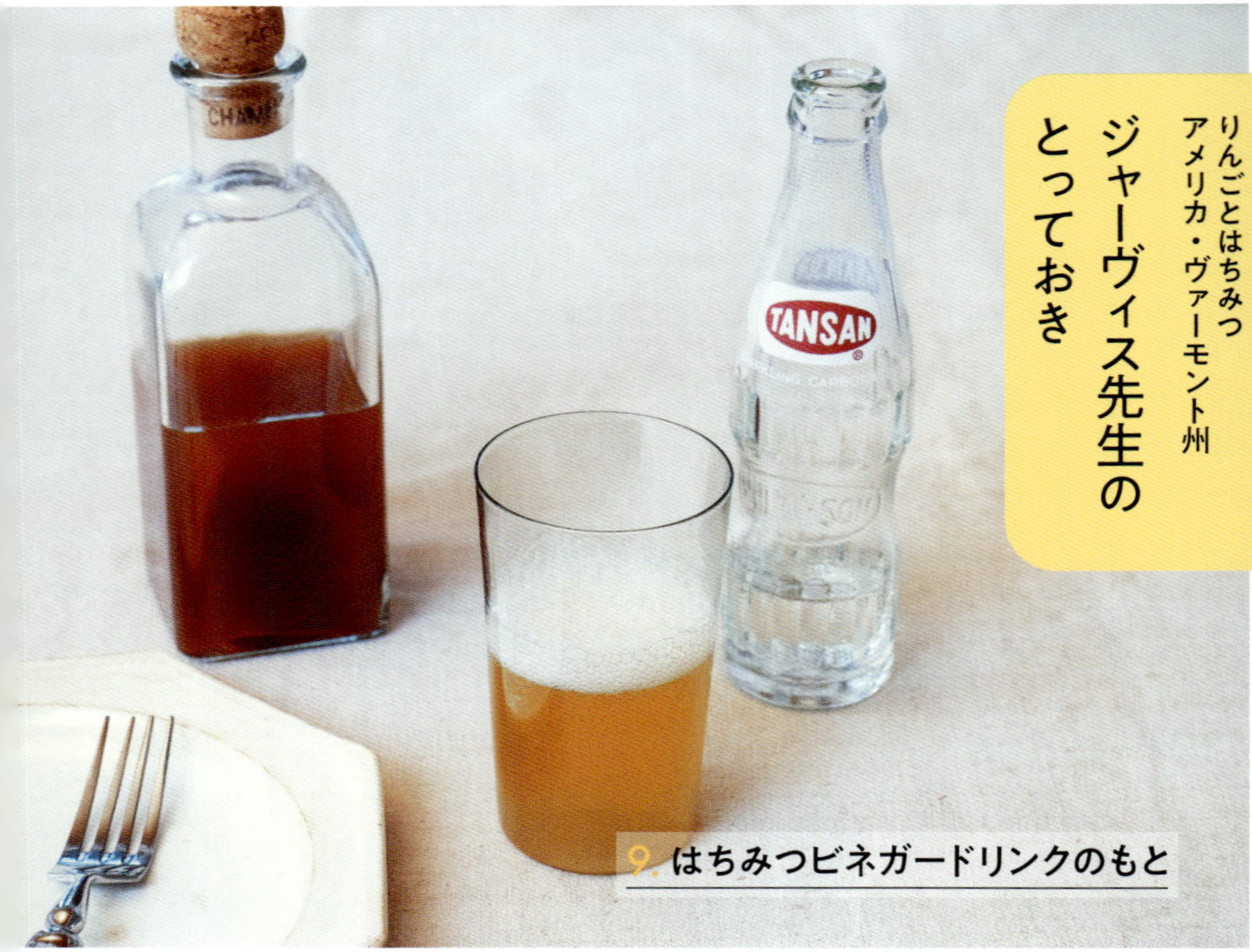

りんごとはちみつ
アメリカ・ヴァーモント州

ジャーヴィス先生のとっておき

9. はちみつビネガードリンクのもと

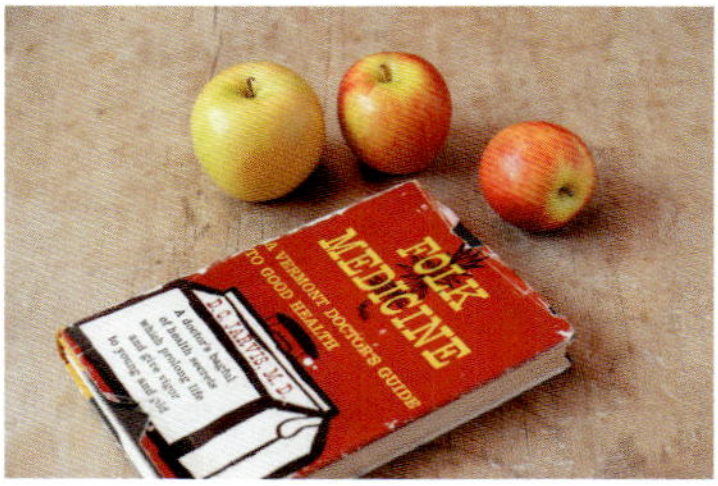

＊ 1958 年に出版されたジャーヴィス先生の名著は、地元の産物であるリンゴ酢、はちみつ、海草の薬効をフルに活用する健康法を医師の処方として一般読者向けに記したもの。

参考文献　Folk Medicine: A Vermont Doctor's Guide to Good Health, D.C. Jarvis, M.D., 1958.Henry Holt and Company.

定番の組み合わせとして知られる「りんごとはちみつ」は、アメリカ東部ヴァーモント州の医師・ジャーヴィス先生の自身の患者さんへの提案がはじまり。特にリンゴ酢（アップルサイダービネガー）とはちみつのマッチングはからだにすこぶるいいということが、1958 年のベストセラー『伝承医学・ヴァーモント州の医師の健康ガイド』で提唱されています。また「いい睡眠が摂れないことによる慢性疲労にとって、はちみつ以上の薬はない」とも。先生のスペシャルな処方2つをご紹介します。 ➡ p.30

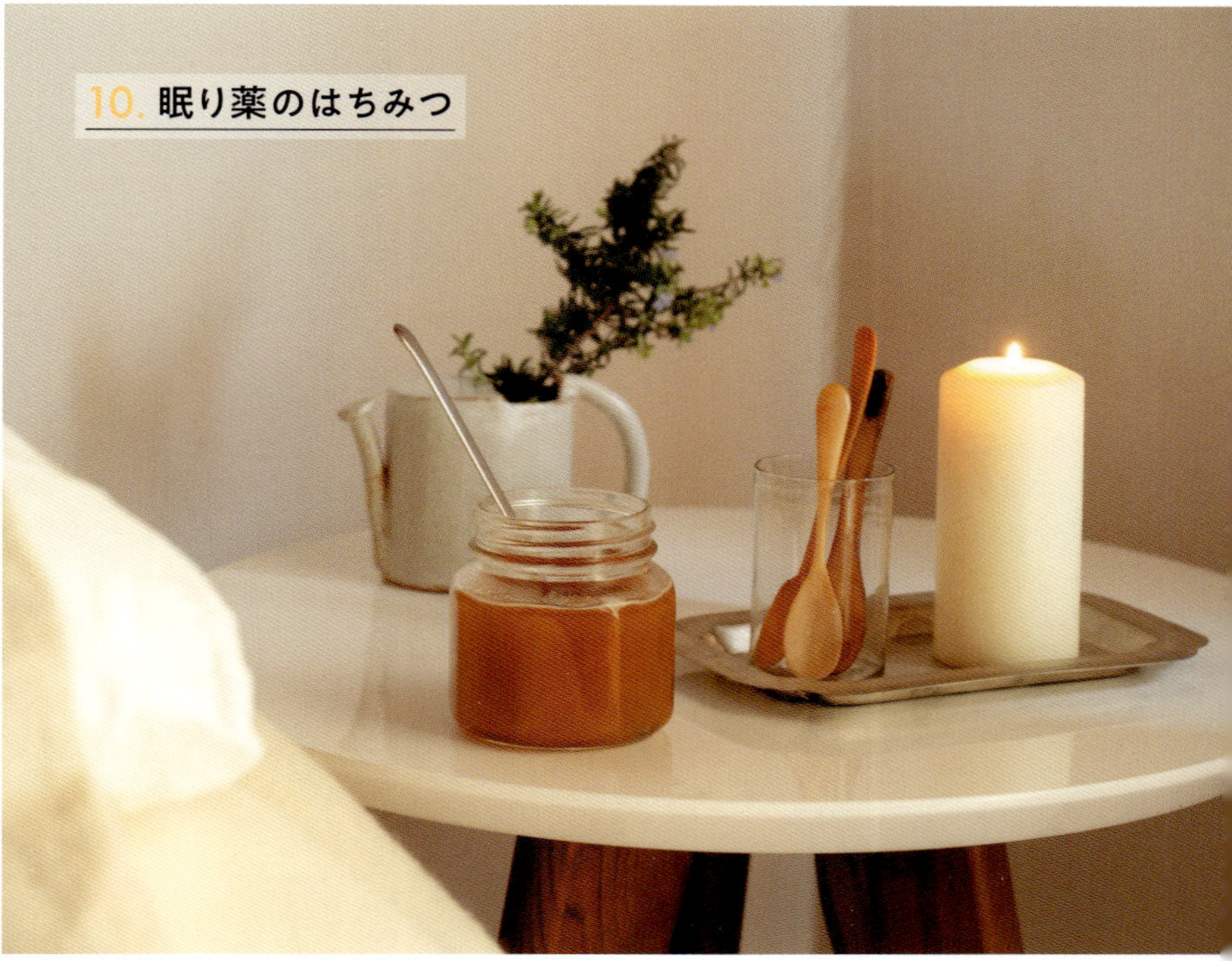

10. 不眠対策 疲労回復 脂肪燃焼

今夜はよく眠りたいという日の、あるいは眠れない時の手当てとして、寝る前に2さじを摂る。それでも眠れなければ、5さじを上限に1さじずつ増やす。

● 材料と作り方／作りやすい分量

はちみつ240mlにリンゴ酢大さじ1をよく混ぜ、蓋つきの容器で保存する。小皿やスプーンを用意してベッドサイドに置く。

9. 消化促進 疲労回復 脂肪燃焼

同量のはちみつとリンゴ酢で、味にも健康にもいいドリンクのもとが即完成。小さじ4杯（20ml）をグラスに入れて好みの量の水や炭酸水で割れば、食中やお風呂上がりに最適の一杯に。

● 材料と作り方／作りやすい分量

はちみつ250mlとリンゴ酢250mlを合わせ、よく混ぜて溶かす。蓋つきのびんに入れて保存する。

旅行時や非常時にも活躍

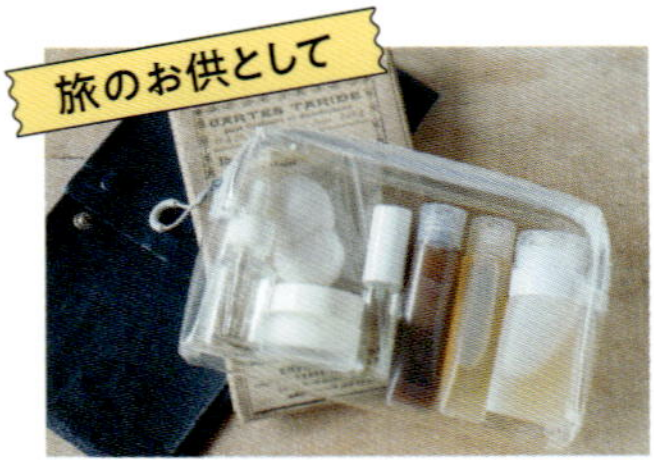

はちみつは、非常用おやつや化粧水のもと、軟膏がわりとして旅に欠かせない相棒だ。歯磨きペースト（p.87、90）と一緒に化粧ポーチにしのばせて。 ➡ p.72

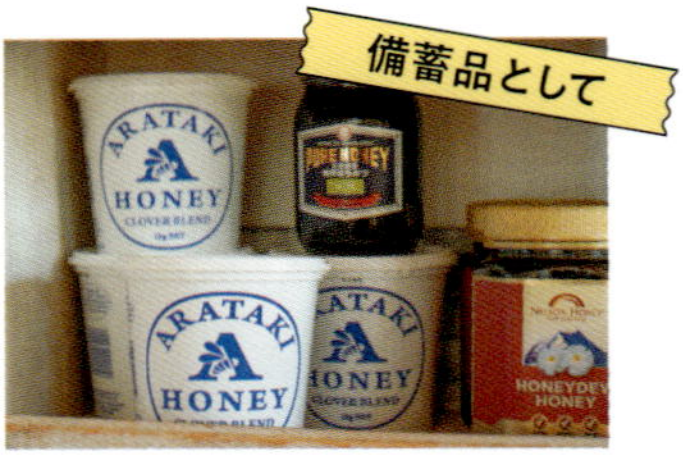

常温でも腐らず賞味期限のないはちみつは、非常時用の備蓄や保存食にぴったり。大容量のものを家族分常備しておくと安心。
➡ p.74

注目のメディカル系はちみついろいろ

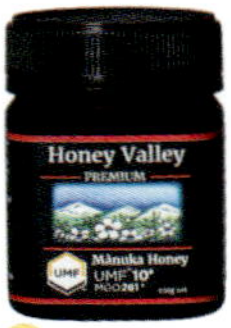

A

活性マヌカはちみつ

UMF10+、またはMGO260以上の表示は、医療グレードとされる。開封せずにそのまま置くことで活性度は高まる。
➡ p.144、151 脚注参照

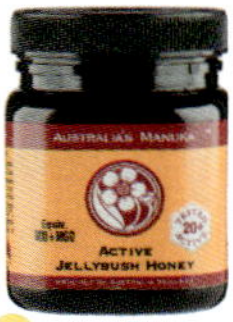

B

活性ジェリーブッシュはちみつ

「オーストラリアのマヌカ」と呼ばれ、検査機関で活性度が検査される。写真のものは特定有効成分活性度20＋かつMGO800、と表示。
➡ p.63 参照

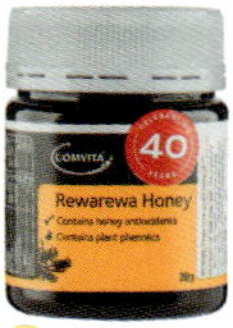

C

レワレワの花（ニュージーランドスイカズラ）のはちみつ

特有有効成分特定の研究が進められている。
➡ p.62 脚注参照

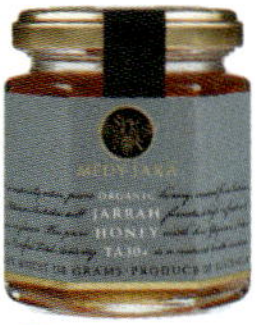

D

活性ジャラ（ユーカリの一種）はちみつ

写真のものはTA（はちみつ全体の活性度）30＋と表示。
➡ p.63 参照

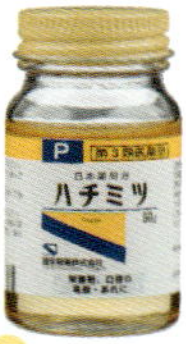

E

日本薬局方のはちみつ

はちみつは、れっきとした医薬品として、今でも各国薬局方で扱われ、ラベルに効能が記されている。
➡ p.48、115 参照

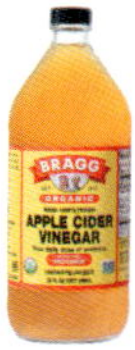

F

アップルサイダービネガー

はちみつと相性抜群のリンゴ酢を常備するのもおすすめ（p.14）。自然療法の日常的な素材として定着している、にごりタイプが人気。

＊A・C＝ニュージーランド産、B・D＝オーストラリア産、E＝日本産、F＝アメリカ産

自然がくれた家庭医薬品の知恵

新装版

ひとさじのはちみつ

前田京子

もくじ

10. はちみつの胃薬　149

11. はちみつとビタミンCで、見えない敵と闘う——1　159

題字・イラスト
谷山彩子

デザイン
福間優子

スタイリング
駒井京子

撮影
中島慶子

企画協力
島口典子

撮影協力　AWABEES

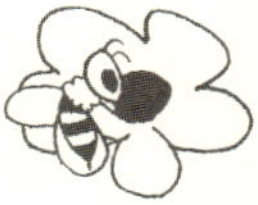

―― 新装版によせて ――

家の台所には、自然にできた「はちみつ棚」がある。

はちみつは我が家では、そのままで、おやつであり、家庭薬であり、大事な化粧品、ボディケア用品だ。もちろん、料理やお菓子の素材としても使うし、日々、何かと出番が多いので、必要な時に、ひょいとすぐに手に取れるようにしたい。

というわけで、いつの間にか、台所のカウンターの上にある吊り戸棚の中で、お風呂、洗面所に近い棚の一番下の段が、開封済みのびんたちの集合場所になっているのである。

この「はちみつ棚」は、たまたま換気扇のそばにあり、嗅覚のするどいミツバチが、甘い香りを嗅ぎつけてか、これまでに2度ほど数匹で楽しげに台所に迷い込んできて、驚いたことがある。蜜源の花があたりで十分に見つからなくて、お腹《なか》を空かせてでもいたのだろうか。

世界中のいろいろな場所で、ミツバチたちは巣を設け、花を探し、花蜜を集めては巣の中で発酵させ、営々と、自分と家族の食べものであるはちみつを作っている。

そして各地の養蜂家が、せっせとその手伝いをしながら、季節を見計らい、ハチたちの日々の手仕事をびん詰めしてくれていることを思うと、こうして今、自分の手に、その玉手箱のようなびんがあることが、なんだか奇跡のように思えてくるのだ。


さて、私は、2015年に、この新装版の前身である『ひとさじのはちみつ』という本を書いたのだが、それから4、5年した頃、突然、「不思議な流行り風邪」のニュースが世界中を席巻し、死の恐怖が空に渦巻いて、世の中を覆い尽くしそうな、異常な事態がやってきた。

国境の移動も自由ではなくなり、そればかりか、普通の生活の隅々にまで、今までのようにはしてはいけないこと、これから新しくしなくてはならないことが、次から次にメディアで取り沙汰されるようになった。

その不自然さに、どこかで戸惑いを感じている人たちは、そう少なくなさそうなのに、それでも世界中がこんなに瞬時に「あっち向け、ほい」と、禍々《まがまが》しい雰囲気に塗りつぶされてしまうなんて。

たぶんきっと、戦争の時はこんな感じなんだろう、などと思いつつ、私は、時に庭を訪ねてくるミツバチをじっと眺め、空を見上げたりしながら、憮然《ぶぜん》としていた。

この騒ぎの前までは、発酵食品がからだにいいことや、腸や肌をはじめ、からだ全体の健康な菌のバランスを整える「菌活」が、病気を防ぎ、免疫力を高め、元気と美の鍵になる、といった議論が活発だったはずだ。それは、世界中の医や食、農の専門家の間で情報が交わされ、発展し続けてきた知の分野だったのに。彼らの声などかき消され、いきなり、なんでもかんでも殺菌しなければならないようなこの雰囲気。

ほとんど一夜にして、いったい自然界の何が変わってしまったというのだろう?

見ているとミツバチは、どんな時も人の世の思惑など無頓着だ。

人はステイホームだ、ソーシャルディスタンスだと言っていても、ハチは今日も、ふらりと我が家の庭に寄り道し、ローズマリーの花蜜をおやつに一休みしては、他の蜜源を探しに行く。採蜜後は、家族がぎゅうぎゅうに身を寄せ合うどこかの巣に帰ってゆくのだろう。

集めた花蜜を巣内で発酵、熟成させて、香り高く美味しい、生命力いっぱいの元気なはちみつを作り出す。

それは、古代ギリシャの医学の父、ヒポクラテスの時代から現代まで、全く変わらぬ自然の摂理のもとで、世界中の医家、治療家が、滋養強壮剤、抗菌・抗炎症剤として、人に使ってきたものだ。

知り合いの養蜂家が、

「何が三密《サンミツ》*1だい、こっちは、ハチミツだぞっ」と啖呵《たんか》を切るのを聞いた時には、思わず笑ってしまった。

駄洒落《だじゃれ》みたいだとしても、彼のその短い言葉に込められた思いには、深くうなずけるものがある。確かに私たちは、非常時であろうがなかろうが、いつどこで、どんな状況に居合わせるか、わかったものではないのだ。

だとすれば、置かれた場や縁あって居合わせた人たちを、無闇に恐れたりするより、美味しいはちみつを毎日ペロリとなめ、病気に対する抵抗力を養い、ゆったりニコニコしている方が、どんなにいいかしれない――。

*1 この時期、流行り風邪にかからず、うつさないために避けるべきであるとして、人々のさまざまな行動制限の規範とされたことば。「密閉」、「密集」、「密接」をさすと言われた。

流行りは、しばらく世情に余波を残しながらも、そのうち引いてゆく。

その数年間、私は、いつも通りに、はちみつをなめ、流行りの風邪にも普通の風邪にもつかまることなく、時が過ぎた。

もう、日本の都会の食堂や満員電車が、命に関わる恐ろしいところだなどと言われなくなり、しばらく経ったころ。

『ひとさじのはちみつ』の版元の編集部から、初めてお会いする働きバチのお姉さんふたりが、ひょっこり我が家にやってきた。我が家の台所の「はちみつ棚」の匂いを追いかけて、数年に一度、ひょいっと迷い込んでくる元気なミツバチたちのように。

そして、今、こういう時だから、この本の新装版を作って、もう一度改めて届けたいと思う、とおっしゃる。

「今度のことで、いろいろ考えさせられましたよね。免疫って何なんだろう、とか」

確かに。例の病気を「正しく怖がり」こうしなさい、それはだめなどと、いろいろ言われていたけれど、どうやら、鳴り響いていたそんな号令のとおりにしようがしまいが、人は、病気になる時はなるらしい。それが、今になって、世界中で見えてきた。

何が「正しい」のか、誰がそれを決めるのかも定かではなく、そうなら、不明な何かを怖がっていてもしかたなく……結局、余計な不安を取りはらい、自前の確かな免疫力と体力を養うのが、健康と幸福への道に見える。


と言うわけで、はちみつなのである。

百年ほど前まで、西洋では、腕のいいお医者さんが患者のために養蜂をするのは、そう珍しいことではなかった。大戦後は、大量生産の便利な新薬が増え、手間のかかる養蜂をするドクターは少なくなっていったが、時代が変わっても、多くの新薬より安全で効き目は確かだとして、質の良いはちみつを、家庭薬として熱心にすすめた医師たちもいた。

その一人が、アメリカ、ヴァーモント州の臨床医、デフォレスト・クリントン・ジャーヴィス博士という方だ。[*2] この先生のお話は前著の第2弾である『はちみつ日和』[*3] でしたのだが、反響の大きかった2つの処方を、新装版では、巻頭のカラーページでご紹介することにした。

それに加えて、つきだしやデザートなど、食（=薬）のレシピも、同書

＊2　ヴァーモント州には、「誰かを信頼するしかないなら、ハチを信頼しよう」ということわざがある、とジャーヴィス先生は記している。

＊3　『はちみつ日和　花とミツバチと太陽がくれた薬』前田京子著　2017年　マガジンハウス刊。

からピックアップして載せたので、あわせて楽しんでいただけるとうれしい。

遠い昔、はちみつは貴重品で、王族や治療家のものだったから、自分や家族の健康のために、家庭で工夫をこらす、幸せな機会はなかった。でも、今の私たちにはそれがかなう。楽しみながら少しずつ試し、ぜひボロボロになるまで、長くこの本を使っていただけたらと思う。

この新装版を作るために集まり、ブンブンと羽ばたいてくださった働きバチのお姉様方と、手に取ってくださった方々に感謝をこめて。

2025年　春

前田京子

まえがき

はちみつと私

はちみつは長年、私の暮らしの中にあたりまえのようにあった。

料理に使ったり、パンやお菓子に焼き込んだり、ヨーグルトやわらび餅《もち》にとろりとかけたり、ちょっと口寂しいときにひとさじすくって、そのままペロリとなめたり。

産地の違うさまざまな蜜源《みつげん》のはちみつのひとくちをゆっくりと味わいながら、その土地の風景を思い浮かべるのは、ちょっとした旅行気分だ。珍しい花のはちみつに出会うと、その絵や写真を探して眺めるのも楽しい。

これまでも書いてきたことだけれど、はちみつを入浴剤としてお風呂に持ち込むこともしょっちゅうだ。大さじ2、3杯を湯船に溶かし入れるのだが、べたべたせずに、すばらしくさらりとした極上の保湿力。お風呂上がりはいつもご機嫌だ。

イタリア産のオレンジのはちみつに、オレンジの花の精油《せいゆ》*1とオリーブオ

*1 芳香療法（アロマテラピー）で使用される、植物の花、葉、茎、枝、樹脂などから採取された芳香成分。古くから医療、美容に利用される。

イルを数滴合わせるなど、その日のお風呂素材の組み合わせを夕食の献立のように考える。疲れたときの何よりのレクリエーションである。

　すぐに出かけなくてはならないのに肌がちょっとまずい状態だったら、大急ぎでひとさじのはちみつにお気に入りの植物油を美容オイルとして1滴垂らして混ぜ、1、2分のはちみつパックをする。

　毎度のことなのに、肌の表面をつるんつるんにしてくれるその即効性には、ばたばたしながらでも、「おおっ」と、人知れず感動するのである。


「はちみつと私」を英語で言うと、「Honey & I」となる。これは恋人や夫婦の間の甘ーい言い回しで、「あなたと私」という意味だ。実は、去年私は、「はっか油《ゆ》」への恋文を本にしたところなのだが、相手が素材なら、長年の恋人が何人いてもかまわない。

　実を言うと、子どもの頃からもう何十年のつきあいだったはちみつとの関係に、数年前、革命的変化があった。そのことが、これまでのはちみつとのつきあい方をふりかえり、この本をまとめるきっかけとなったと言っていい。

「医療用はちみつ」＝「メディカルハニー」との出会い

ある時期、突然しつこい喉のイガイガに悩まされるようになった。

それまでだったら原因が何であれ、寝る前に、マグカップに熱いお湯を入れ、はっか油を垂らして喉にかざすスチームバスのトリートメントをすれば、翌日か翌々日にはすっきりと元通り。

ところが、どんなのど飴よりも頼りになっていたはずのはっか油なのに、今度ばかりは喉のイガイガが何日経っても治らない。いったいどうしたことなのか。

そこでふと思い出したのは、「はちみつが傷んだ肌や粘膜の修復を助ける」ということだ。あれた肌の修復に、いつもの顔のはちみつパックがあれだけ効くことを考えたら、はちみつをもっと早く喉に試さなかったのは不覚であった。

さっそく、そのとき手元にあった中から、温かい日向《ひなた》のような味の大好きなクローバーのクリームはちみつ[*2]を選び、寝る前にひとさじなめて床につく。そうしたら翌日は、数日ぶりに快適な目覚めがやってきた。万歳！

　ところがその後しばらく、何とも不思議な感覚が続いた。どうもイガイガの原因は完全に取り除かれているわけではないようなのだ。はちみつをなめているかぎり、症状をある程度抑えることはできるのだけど、「イガイガ」や「ひりひり」が、くすぐったいような「ちりちり」になるぐらいで、完全に喉のことを忘れ去ることができない日が多い。

　体調が悪いということがめったになくて、そのことに対して耐性というか、がまんの修行が全くない人なので、生まれて初めてと言っていい長期にわたる喉の違和感が気になって、他の何にも集中できないようなそわそわした気分に苦しめられた。

　そんなとき、ハッと思い出したのが、十年ほど前、ニュージーランドに住んでいる大学時代の友人が電話をかけてきてくれたときに聞いた、あるはちみつの話である。

「あのね、マヌカハニーっていうの、知ってる？　マヌカ[*3]っていう植物は、

＊2　天然はちみつを、生化学的有効成分を損ねないように温度管理しながら、ごく細かい結晶にして、なめらかなクリーム状に仕上げたもの。

＊3　ニュージーランド全域に自生するフトモモ科の常緑樹。白、ピンク、赤などの梅のような花を咲かせる。抗菌有効成分を最も多く含むのは白い花とされる。マヌカはマオリ語で、古くからその葉が薬草として使われた。はちみつを採るようになったのは、ミツバチと養蜂技術が入って来た1840年頃以降のこと。庭木とされることも多いが、日本でも園芸で扱われ、ギョリュウバイと呼ばれる。

ティートリー[*4]に似ているんだけど、やっぱりちょっと違うの。こっちではね、はちみつというとマヌカなのよ」

私が精油やはちみつに目がないことを知っていた友人は、そのはちみつの話をした後すぐに、香りがとっても似ているというマヌカの仲間の植物、カヌカ[*5]の精油をペーパータオルに染みこませ、手紙といっしょに送ってくれた。興味津々でいそいそ封を切ると、濃いエメラルドグリーンの強い海風のような香りがあふれ出た。

なんでもマヌカのはちみつは、れっきとした病院でお医者さんたちが難病の治療にまで使うもので、効き目の強さによって数種類のグレードに分類されているのだという。

2002年当時、日本でも、ほんとうにちらほらとマヌカハニーという名前を聞き始めた頃だったので、友人から聞いた後、さっそく輸入食品店でひとびん手に入れて私も味わってみた。はちみつというより、濃いキャラメルのような感じ。自分としてはとっても好みの味で美味しい。

でも、難病どころか体調不良とも縁遠かった私は、「薬として使われるらしい」ことはあまり気にもとめず、トーストに塗ったりしながら、ひた

＊4　オーストラリア東部に自生するフトモモ科の常緑樹。精油は高い抗菌作用を持ち、世界的にアロマテラピーで最も広く使われるもののひとつ。キャプテン・クックがその葉をお茶にしたことから、「ティートリー」と呼ばれる。

＊5　ニュージーランドに自生するマヌカと同じフトモモ科の常緑樹。マヌカより樹高は高く、白い花の花径は小さく、強い芳香がある。はちみつの性質はかなり違う。

すらペロペロ美味しく食べてしまったのだった。

「そうだ、そうだ。あのはちみつをこの喉に試してみよう」

そう思った私は、さっそく、いろいろと資料を探し始めた。そうしたら、すばらしく興味深いことに、あれからマヌカハニーの研究はさらに進んでいて、それは世界で他のはちみつの医学的研究をも促し、なんといまや「メディカルハニー」とでも言うべき「医療用はちみつ」の分野が確立しつつあるらしいぞということが、段々わかってきたのだ。

「マヌカハニーの効き目の理由となる特殊な成分は『UMF＝ユニークマヌカファクター』[*6]と名付けられている」と知ったときには感動し、途端に喉の憂鬱《ゆううつ》が吹っ飛び、一瞬それだけでひりひりまでなくなった気がしたほどだ。

それまでいろいろな植物オイルの効能を使い分けては、肌の調子やタイプに合わせて石けんや美容クリームのレシピを作ってきたけれど、オイルと同じように、いろいろなはちみつも効能をねらって使い分けられるようになってきたのか、と思ったら、小躍りしたい気分になった。

*6　62ページ参照。

いやー、年をとるのも、たまに喉が痛いのも悪くない。長生きというのはするものです。

はちみつの食べ方にもコツがある

というわけで、その後、メディカルハニーの世界にどっぷり足を踏み入れたら、それまでのはちみつ人生の次元がぐぐっと広がり、楽しみ方が、何倍にも膨らんだ。

それまでのように、いろいろな種類のはちみつを味わい分けるのも面白いけれど、不調に対する「効き目」ということを真剣に考えたら、はちみつのひとさじの食べ方、選び方にも、実はいろいろコツがあるということも段々わかってきた。

で、肝心の喉のイガイガひりひりはどうなったかって?

詳しいことはあとで書くけれど、うれしさと驚きのあまり、どうしても原生林で満開のマヌカの花とハチたちの飛び交う様子が見たくなり、春のニュージーランドに自分も飛んで行ってしまったぐらいなのです。

普段の体調不良や体力作りに、はちみつが幾通りにも役に立つということを知ると、はちみつを常備しておくということは、大げさではなく、家にちょっとした薬局があることに等しいとわかる。

はちみつのどんな成分が、どう効くのかということにもふれながら、この本では実際に試してみた、楽しくて具体的な使い方を、ちょっとした工夫も織り交ぜつつ、ご紹介したいと思う。

今や世界中に、はちみつをなめて胃のピロリ菌を退治している人はずいぶんいる。従来の病院でもらった通常の抗生物質などの薬を飲んでも、ずうっと効かなくてあきらめていた人たちだ。

もともと病院に行ったわけじゃないけど、うわさを聞きつけた人たちの中にも、はちみつがそんなに胃にいいのならと、手放せなかった市販の胃薬をやめて、朝晩ひとさじのはちみつに切り替える人たちも増えた。

ひどい白内障には外科手術が第一の手段とされているが、予防や軽い症状の治療なら、はちみつを使うという方法もある。はちみつは古来、眼病の薬で、最近は、はちみつの目薬も開発されるようになった。普段の疲れ目を和らげるのに、私自身も今では、たまのはちみつ点眼が欠かせない。

そして面白いことに、何の症状から入ったとしても、一度はちみつを試してその効果を体感した人が、進んで元の市販薬に戻ることは、あまりないようだ。

それはきっと、上手に使ったとき、はちみつがからだの不調を緩和するだけでなく、ほんとうの元気をくれるということを実感できるからだと思う。

まずはお気に入りのひとさじを探す旅に出てみませんか？

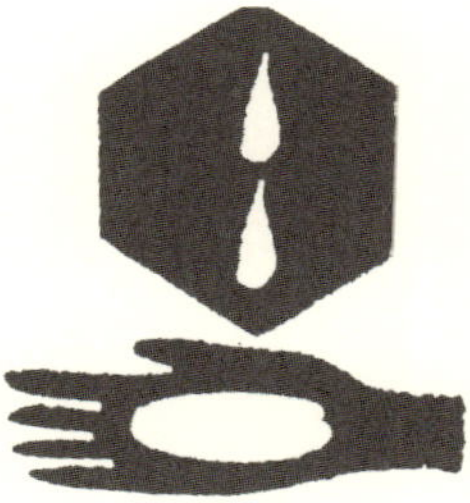

1.

ひとさじの はちみつを寝る前に

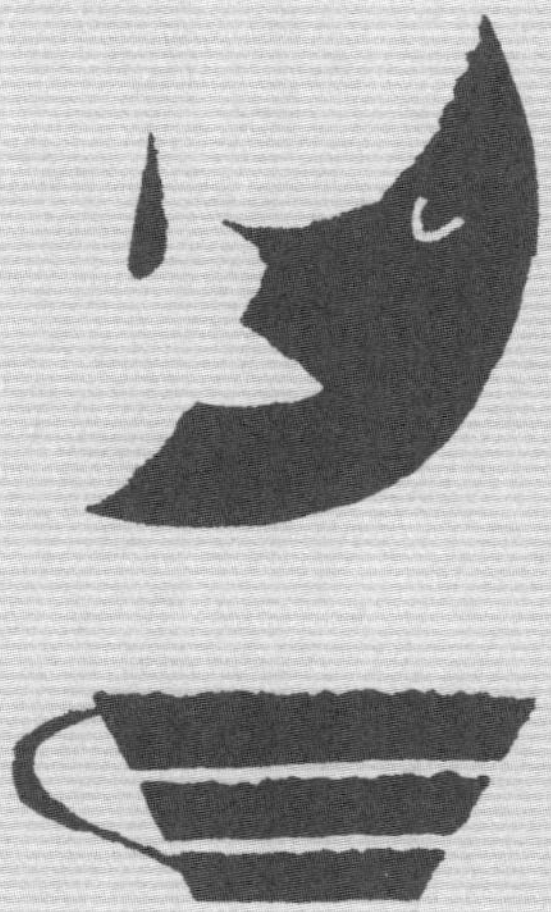

「1匹のハチが一生に集める
はちみつの量は、小さじ1杯」って知ってた？

——ジョーン・モンテリエ

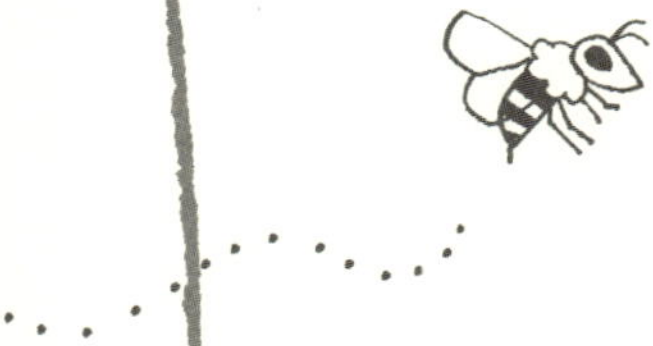

お風呂や着替えも済ませて寝る準備が整ったところで、いそいそとキッチンへ。

ティースプーンを取り出して、はちみつをすくい、びんの外に垂れてこぼれないよう注意しながら、ぺろーり、きれいになめ取る。

口の中に伸びやかにじんわり広がっていく夢心地の甘みをゆっくりと味わうひとときが、安らかな眠りへの玄関口だ。

ミツバチの一生ってどんなものなんだろう？　と、ミツバチに関する本や資料を当たると、「働きバチは一生の間にひとさじのはちみつを集める」という内容の記述が出てくることが多い。でも、10年ほど前に住んでいたアメリカ・ワシントン州の田舎町で、モンテリエ・チーズ農園の女主人、ジョーンさんからそう聞くまでは、私はそのことを知らなかった。

彼女が作る飛びきりのチーズやバターは青空市場の花形だ。材料のミルクのために山羊《やぎ》を数十頭飼っているのだが、その他に農場で野菜を作り、鶏を放し飼いにし、ミツバチの巣箱をいくつか置いている。はちみつは売りものではなくて、自家用、または贈り物用だったが、私が家で作る石けんを気に入ってくれていた彼女は、たまにはちみつのびんを持って我が家を訪れ、石けんとの交換を申し出た。

「ミツバチが幸せに暮らしていないと農場とは言えないでしょ」と言うジョーンさんは、いつも、卵を産むメンドリや、蜜を集める働きバチのことを、My girls（「私の娘たち」）と呼んでいた。

そう、働きバチも、実はみんなメスなんですね。そのことも私は知らないわけではなかったのだけど、実はあまり意識したことがなかった。ジョーンさんの「娘さんたち」がせっせと花から集蜜し、熟成させて作りあげたはちみつのひとさじをすくいとって味わうまでは。

場所や時代を超えた、はちみつへの熱い想い

女ミツバチ1匹が一生働いてできあがる美味なひとさじは、大家族を養っていかなければならないハチたちにとって貴重な食料だ。だがそれは私たち人にとっても、味覚の愉《たの》しみを超えて、この上なくありがたい恵みである。

日々の体調を整えるのに、寝る前のひとさじがどんなに役立つかを、私

自身も体験的に実感するようになって久しい。

はちみつは昔から健康、長寿の鍵とされてきた。

古代エジプトの古文書でも、インドの伝統医学「アーユルヴェーダ」でも、はちみつは医薬として扱われていて、さまざまな処方が伝えられている。

古代ローマの大博物学者プリニウスの著述の中にも、はちみつを常食する養蜂家がたくさんいる村には、百歳を超える長寿の人がとっても多いというくだりがある。納税台帳の記録によると、なんとローマのその地域（アペニン山脈とポー川の間）には、百歳どころか、135歳以上の人だって、ひとりやふたりではないというのだ！[*1]

ところ変わって中国の薬学書の中で最も大部で重要なものとされる明朝の『本草綱目《ほんぞうこうもく》』でも、「十二臓腑の病に宜《よろ》しからずというものなし」と、はちみつは、眼病、皮膚病、呼吸器、消化器なんでもござれ。ほぼ万能薬認定の勢いだ。

まあ、120を超えて生きるとか、万病を治すとか、はちみつのびんを握りしめてそこまで怖れ知らずの野心を掲《かか》げようと思わないにしても、現代になって、科学的に成分が分析される結果などを見ていると、歴史上の

＊1　プリニウスが納税台帳で人々の寿命を調査したとき、養蜂家の長寿に感心したのは確かなようだが、中には150歳を超える記録もあったとされる。はちみつだけでなく台帳管理の鷹揚《おうよう》さも手伝った可能性は否定できないのでは……。

はちみつ讃歌にも、いろいろうなずける点があるかも、と思えるのもまた確かだろう。

なにしろはちみつは、各種ビタミンやミネラル、酵素、抗酸化物質の宝庫で、真菌や細菌に対する抗菌力もめっぽう強い。明治期に始まった日本薬局方《やっきょくほう》*2にも指定され、今でも薬局方のはちみつというものが医薬品としてちゃんとあるし（16ページ参照）、それは栄養剤としての他、口内炎や口角炎に効くとされている。

そんな歴史をあれこれ考えたら、はちみつを単なる砂糖代わりの甘味料や嗜好品《しこう》と思う人が多くなってしまっていた昨今は、人類とはちみつの歴史の中では、もしかすると例外中の例外なのかも、とさえ思えてくる。

効用のあるはちみつの条件

はちみつが、世の中で「お砂糖代わり」のような扱いになりかけた理由は、もしかすると、純粋はちみつではない加工はちみつが大量に出回ってしまい、本来の良さが伝わらなくなってしまったことと関係あるのかもし

＊2　生薬、製剤、試験法などの基準を定めた医薬品の規格書。国、地域ごとに制定されている。「日本薬局方」初版は、１８８６年（明治19年）に公布され、２０２５年現在、第18改正日本薬局方が公示されている。

れないという気もする。

精製、加糖、加熱などの加工をされたはちみつには、巣のかけらなどの不純物を濾過《ろか》しただけの天然の純粋はちみつが持つ医薬品としての効能などはほぼ期待できないし、栄養価も大きく損なわれているからだ。

たとえば、栗やそば、菩提樹など、色が濃くて風味の強いはちみつほど、鉄や銅などのミネラルが特にたっぷり含まれていて、造血作用が豊かとされている。健康的なはちみつなので、ドイツやフランス、朝鮮半島などでは昔から人気が高いが、日本やアメリカではあまり好まれず、脱色脱臭精製してミネラルを取り去ってしまってから、製品として使うことも多いらしい。

でも、白パン白米全盛の時代を経て、今では日本やアメリカでも全粒粉のパンや玄米が人気になってきたから、黒いはちみつのファンもそのうちだんだん増えてくるかもしれず、はちみつ精製の状況も変わってくるかも、と期待をこめて思ったりする。

また、純粋なはちみつの場合、働きバチが花の蜜を集めてくるだけで、はちみつになるわけではない。ハチは運んできた蜜を巣に帰ってから吐き

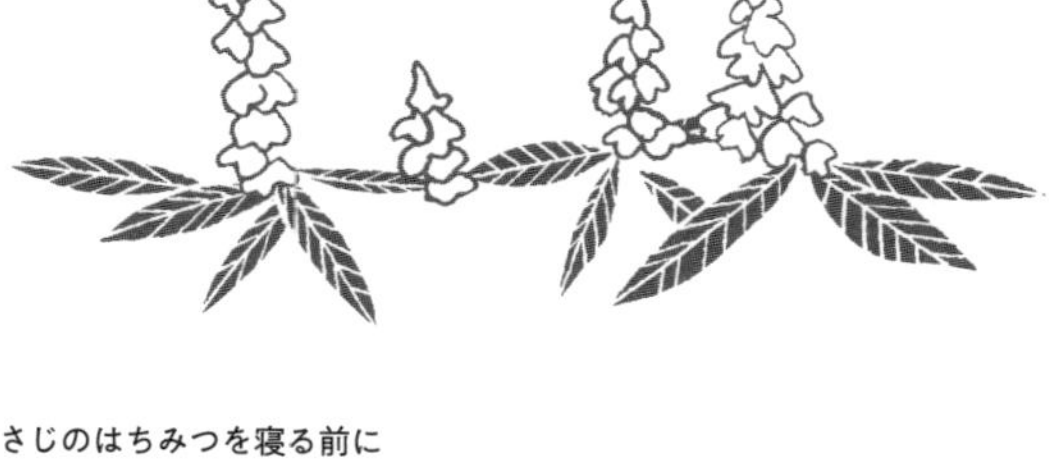

出して唾液の酵素と混ぜ、それを受け取る係のハチに引き渡す。蜜の蔗糖《しょとう》はハチの持つ酵素でブドウ糖と果糖に分解されるのだ。花蜜は巣房《すぼう》に詰め込まれるが、働きバチの姉様たちは、せっせと羽ばたいて水分を飛ばし、蜜を濃縮していく。十分に濃縮されたらその後巣房はふたをされ、その中でゆっくり時間を過ごした蜜は次第に熟成されていく。

だが、早く製品にしたいからと自然の摂理を待ちきれず、急いで収穫したはちみつは完成しきっていないので水っぽい。

そこで、濃度を上げるために水あめや、「人工転化糖」(蔗糖をブドウ糖と果糖に人工的に転化させたもの)を混ぜた「加糖はちみつ」、水分を飛ばすために加熱した「加熱はちみつ」が作られるというわけだ。また、かさ増しのために水あめなどが加えられることもあるだろう。

いずれにしても加工はちみつの場合、他のものを加えたり加熱することによって、本来持つ栄養素の分量が減ったり変質してしまっていて、古来ほめたたえられてきたはちみつのめざましい効能は、見るかげもなくなってしまっているのである。

だから、はちみつを美味な「薬」として使おうとするなら、精製や加糖、加熱のない、天然の純粋な生はちみつを選ぶことが、まずは基本と言っていい。

ひとさじのはちみつを摂るのに ベストな時間

お気に入りのはちみつが手に入ったら、はちみつ用のスプーンをそろえるのも楽しい。「これ！」という一本を決めてもいいが、毎日のことだから、気分によって使い分けて遊ぶのも悪くない。

金属がはちみつにふれると変質するので、必ず木のスプーンを使った方がいいと言う人もいる。はちみつは酸性なので、確かにアルミのスプーンなどは避けた方がいいかもしれない。私は木やガラス、陶器などのスプーンも使うが、長めの薬さじを使ってはちみつをなめるのも大好きで、ステンレスなら大丈夫と思うことにしている。いずれにしても「このひとさじで元気になる」と思いつつ、なめるはちみつの美味しさは格別だ。

医薬品としてのはちみつの一番の得意分野は、傷ついた細胞、特に粘膜の修復だ。

そこで考えてみると、からだが細胞を修復させ、新しい細胞を生み出す時間帯は、夜の10時から午前2時までだという（だからその時間によい睡眠を取ることが健康や美容の秘訣《ひけつ》であるとは、よく言われることだ）。だとすれば、喉が痛いときも、胃の調子がよくない場合も、「寝る前に、はちみつを患部にぬりのばすつもりで、ゆっくり飲み込んでから休めば回復が早い」というのは、わかりやすい自然の理《ことわり》と言っていいだろう。

最近は、市販の咳止めシロップより、ひとさじのそばはちみつの方が、よく効いて眠れる可能性が高いという論文もあるほどだ。[*3]

喉が痛いときや咳が出るときなどは、上を向いてゆっくり頭をまわし、はちみつが喉の患部に当たるように意識しながら時間をかけて飲み込む。はちみつが当たったところは湿布を当てたかのようにひりひりとして、「ああ、きくきく！」という感じである。

寝る前に歯を磨いたそのあとで、はちみつみたいな甘いもの、なめちゃって大丈夫なの？　と思われるかもしれない。ところがどっこい大丈夫などころか、はちみつを口中に広げることが、虫歯や歯周病の予防になると

＊3　「咳をする子どもとその親の睡眠の質に及ぼす、はちみつ、デキストロメトルファン、無治療の場合の効果の比較」。2007年にアメリカで発表された研究論文。主要参考文献㊻。

いう。[*4]これは昔ながらの使い方のようなのだが「甘いものはみな歯に悪い」と思い込んでいたから、初めて知ったときには、私もたまげた。

実際、「歯磨き後、寝る前のひとさじ」を始めてみると、朝起きたときの口の衛生状態が格段にアップしていることに、すぐ気づくと思う。

はちみつを寝る前に摂るといいもうひとつの理由は、はちみつに鎮静作用があり、ストレスを取り除く安眠剤でもあるからだ。はちみつの主成分がブドウ糖や果糖などの単糖類[*5]なので、これ以上消化する必要がないから胃に優しく、すぐに吸収されて頭にもからだにも速効の疲労回復剤となるのが大きいのだろう。

今日のひと口の蜜源となった花が咲き群れ、ハチたちが飛び回っていたのはどんなところだろうと想像する間に、一日の緊張はゆるりとほぐれ、ビタミンやミネラルがからだにしみこんでいく。

昼間の戦いを終え、傷んで疲れた細胞が癒やされ、慰められていく様子を思い浮かべつつ、ハチの羽音を聞き、あたりを満たす花の香りに包まれ、口中の甘い後味を楽しみながら、そしていつしか……。

ZZZ……と穏やかなときが訪れるのである。

＊4　「はちみつで歯を磨こう」(79ページ参照)。

＊5　それ以上分解されない糖類。

2.

もうひとさじのはちみつは、目覚めのお茶とともに

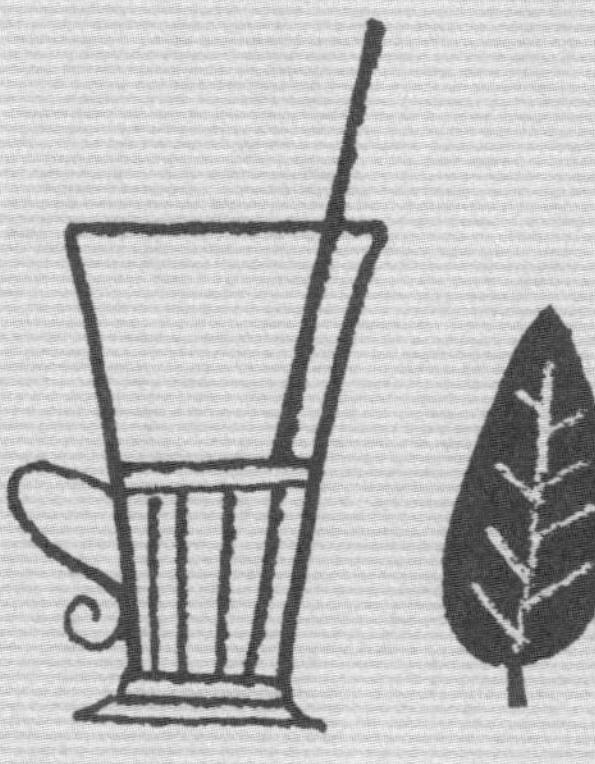

緑茶とマヌカはちみつを組み合わせると、
私たちの免疫システムは、実戦に役立つ仲間ふたりを、
味方につけることになる。

——デトレフ・ミックス『マヌカはちみつ』より

もともと朝型という人がうらやましい。たとえば夫である。

暗いうちに起き出すのは嫌なようだが、お日さまが到着するやいなや、機嫌よくコケコッコーと寝床を飛び出すことができる。子どもの頃から半世紀の間、ずっと変わらないと言うのだから、そういうタイプとしか言いようがない。私はといえば、寝起きの鈍さは折り紙付きで、弟は昔から、私を「寝ぼすけ」と呼んでいた。

一番頭が冴えて活動的になるのは、夜の9時から午前3時までの6時間ほどだ。

小学生の頃、目が悪くなるから寝ながら本を読んではいけません、と、しょっちゅう言われて、見つからないようにふとんの中に懐中電灯を持ち込んだりしていたから、押しも押されもせぬ立派な近眼になってしまった。

時にはこっそり起き出して、皆が寝静まった台所でひとり、昼間の思いつきをあれこれ試してみたものだ。大人になってからもずっと、ものを考えたり書いたり、お菓子や石けんの新レシピを試したりするには、夜のしじまが一番だった。

ところがこの頃、寄る年波のせいか、夜の10時から午前2時の睡眠の貴重さが、身にしみるようになってきた。疲労回復の度合いや起きたときの肌の調子から鑑《かんが》みて、この黄金の時間帯の30分の睡眠は、それ以外の1時間の効き目にゆうに匹敵するというのが、つくづく最近の実感なのだ。

というわけで、夜型の体質をなんとか朝型に変えていこうとするようになってから、一番の助けになっているのが、目覚めのはちみつのひとさじなのである。

寝覚めのはちみつは脳に効く

体質というのは不思議なもので、一朝一夕には変わらない。たとえ習慣を改めて黄金の時間に睡眠を取り、めでたく疲労回復をなしとげて寝床から出ても、起き抜けの私の脳細胞は、すぐには目覚めてくれないのだ。さくさく行動を開始している夫を横目で見ながら、どこかぼーっとして、手足の動きもめっぽう鈍い。

ところが、歯みがきを済ませてひとさじのはちみつを口にすると、頭の中に朝の日光がすすーっと射し込んでくる。甘みが口の中に広がっていく様子はまるで、日陰の地面が端から段々明るくなっていくところを見ているようだ。

健康のために、一日にひとさじだけはちみつを摂ろうというのなら、はちみつと睡眠の細胞再生、修復作用の仕組みを生かすために、寝る前が一番いい。[*1]

だが、それに加えてもうひとさじを「薬」のつもりで摂るのならやはり、起きて最初のひと口としてというのが、断然いいだろう。

なぜなら、はちみつの糖分は、砂糖と違ってそのほとんどが、すでにブドウ糖と果糖に分解されているから、寝ぼけた脳の細胞にすばやくダイレクトに燃料を投下してくれる。

しかも、はちみつは、各種栄養素をからだに吸収されやすい形で含んでいる栄養爆弾だ。クエン酸、グルコン酸、コハク酸などの有機酸やアミラーゼ、グルコースオキシダーゼなどの酵素類、ビタミンB_1、B_2、B_6、ニコチン酸、葉酸、パントテン酸、コリンなどのビタミンB群だけでなく、さまざまなビタミンをバランスよく含んでいる。アミノ酸を全20種類、カルシウム、鉄、銅、マンガン、カリウム、マグネシウムなどのミネラルを全

＊1　はちみつ小さじ1杯は約20キロカロリー（砂糖の約3分の2）であることを意識するとよい。寝る前のはちみつは安眠、熟睡を誘い、寝ている間の脂肪燃焼の効率を良くするとも言われる。

27種類、それにポリフェノールなどの各種抗酸化物などなど。一日を始めるにあたっての栄養補給としては、まことに理想的なのである。

脳に活を入れる「薬として」のつもりでまずはひとさじなめたら、そのあと「朝食の一部として」はちみつを食べる楽しみも多い。

朝、はちみつを摂るのが昔からの習慣だったフランスでは、宿の朝食にはちみつの小びんが、ジャムなどと一緒に、よりどりみどりという感じで何種類も出てくる。

「朝ご飯は常にしっかり食べなくちゃ」と思い込んでいた若い頃には、旅先でベーコンやハム、卵などが盛りだくさんのアメリカやイギリス式のブレックファーストが楽しくてお得に思えたものだが、大人になるにつれ、目覚めのコーヒーや紅茶に少しのパンと天然はちみつだけといった大陸式の習慣にも、なかなか優れた理があるということが、飲み込めてきた。

今朝はどれにしようかな、とためつすがめつ、自家製のヨーグルトにその日かけるはちみつを選ぶのは、起きかけの脳みそにとっては格好のエクササイズだ。

中国には、屋台でおやつに豆腐を売る地方があって、ふわふわとろりのなめらかな豆腐にはちみつをかけて食べるのが人気らしい。家でやってみるとこれは、冷たい豆腐だけでなく、温かくても美味しくて、冷えたヨーグルトが食べにくい寒い季節の朝には、お腹《なか》にやさしい選択肢である。ちょっと黒蜜のような風味がするミネラルたっぷりのそばや栗、甘露蜜《かんろみつ》のはちみつ（honeydew honey[*2] ハニーデュー・ハニー）などをとろーりまわしかけ、すりごまやきなこ、抹茶を好みでふりかけていただけば、栄養満点の立派な朝食で、しかも胃にやさしい。

はちみつは今や、自然療法のスーパースター

最初に引用した『マヌカはちみつ』（Manuka-Honig）という本は、2014年にドイツで出版されたマヌカハニーの専門書である。[*3] 著者のデトレフ・ミックス氏は、長年、医師たちと共同で病気治療の実践と研究に取り組んできた「ドイツ蜂療法協会」の療法士だ。

ヨーロッパには昔から、はちみつや花粉（ポーレン）[*4]、プロポリス[*5]、ローヤルゼリー[*6]、蜂針[*7]などを使って病気の治療をする蜂療法の伝統がある。

＊2　小さな昆虫が樹液を吸って露（dew）のように分泌する甘い体液をミツバチが集めたもので、酵素の働きにより抗酸化作用の非常に高い、濃厚な味わいの蜜となる。近年、医療用はちみつとしての効果が注目され研究が進んでいる。ヨーロッパでは昔から人気がある。2・3ページ参照。

＊3　主要参考文献②。

＊4　働きバチが集めた花粉に酵素を混ぜて丸め、蜜を塗り、貯蔵して発酵させたもの。良質のタンパク質、アミノ酸、酵素、ビタミン、ミネラルの塊で、ハチパン（ビーブレッド）とも呼ばれ、はちみつ同様ミツバチが作る大切な食料。人にとってもミラクルフードとされる。

そしてその療法の根幹となる一番大事な基本的「医薬品」がはちみつだ。
１９８０年代にニュージーランドで、「マヌカハニーには、何かはわからないが、他のはちみつにはない独自の抗菌、治癒成分があるぞ」ということが発見され、その有効成分が「ＵＭＦ＝ユニークマヌカファクター」と90年代に名付けられた。そして、その抜群の抗菌作用のしくみが科学的に解明されることになってから、はちみつを使った病気治療全般の研究が活気づいた。

さらに、マヌカハニーの、この有効成分の正体が、「ＭＧＯ＝メチルグリオキサール」という物質だったということが２００８年にドイツの研究機関で突き止められて発表されたものだから、さあ大変。はちみつは、医薬品としてさらなる脚光を浴びるようになったのだ。

「もしかして、うちの近所で採れるはちみつにだって、何か特別なユニークファクターがあるかもしれないじゃないか」と思う人たちがいっぱい出てきたのは、ごく自然なことだろう。だって、はちみつは、それこそいたるところで、昔から「薬」とされてきたのだから。[*8]

ニュージーランドはちみつ界の偉業に触発され、次に続け！　と開発を

＊5　元々は植物が芽を守るために出す樹液で、働きバチはそれを集めて分泌液を混ぜ、プロポリスを作り、巣の入り口や隙間を埋めて外敵や細菌などから守る。

＊6　「王乳」ともいい、働きバチが分泌する乳白色の粘液。女王バチと幼虫のためだけの特別食。

＊7　患部やツボに蜂針を刺して蜂毒の薬理効果により血行を良くし炎症や痛みを抑える技術が蜂療法の中にある。

＊8　ニュージーランドでは、地元に自生する植物の、はちみつの特有な効能成分を解明しようとする研究にはずみがついた。レワレワ（ニュージーランドスイカズラ）などはその代表的なもの。16ページ参照。

進めたのが、お隣のオーストラリアだ。東部の海岸地帯に生えるジェリーブッシュ[＊9]のはちみつや、西部の原生林となっているジャラの樹[＊10]にも、マヌカと同じような強い抗菌作用があることを数値でつきとめた。

糖尿病で足に難治性の感染症を起こし、切断以外に方法がないとされていた患者たちが、それらのはちみつを傷口に当てる治療で次々切断を免れたという臨床記録とともに、オーストラリアからも、マヌカに続く「医療用はちみつ」がいくつか、いち早く名乗りをあげたのだ。

この勢いでは、そのうち世界中のいろんな花のはちみつが、われもわれもと独自の効能を声高らかに謳《うた》ってくれるようになるのではないかと思うと楽しみで、私はその結果を早く見届けたくてわくわくしているのである。

「はちみつはビタミンCと一緒に」がコツ

実は、はちみつと同じように、今、世界的にその治癒効果が注目を浴びているものがある。緑茶である。

ミツバチ療法の専門家デトレフ・ミックス氏の本で、治療の根幹となる

＊9 オーストラリアのマヌカと呼ばれ、有効成分の種類も同じだが、はちみつの味わいや見た目は全く違う。16ページ参照。

＊10 オーストラリア西部に自生するユーカリの一種。従来、腐食に強い上質な木材として重用されてきたが、最近は医療用はちみつとして脚光を浴びている。16ページ参照。

はちみつと組み合わせて使ったとき、からだの免疫力を高めてくれて、病気の治癒効果が特に高くなる6つの素材として、1．プロポリス、2．花粉（ポーレン）、3．ローヤルゼリーの次の4番目に、なんと緑茶があげられている。あとの2つは、アロエ・ヴェラとシナモンだ。

緑茶に含まれるカテキンの名声は世界にとどろいていて、この本でも解説されているけれど、目覚めの一杯として、はちみつと同時にお茶を飲むのが理にかなっているわけは、なんと言っても、緑茶がビタミンCたっぷりであることらしい。[*11] というのも、ビタミン豊富なはちみつに、唯一不足気味なのが、ビタミンCだからである。

「はちみつ＋牛乳」で、ほぼ完全食品だからと、1日に、はちみつ100グラム、牛乳1・2リットル弱だけで、3ヵ月間過ごしてみるという実験をした冒険心旺盛な学者さんがアメリカにいた。ぴんぴん元気で3ヵ月過ごしたが、検査をしてみたらビタミンCだけ、わずかに足りない状態だったらしい[*12]（オレンジジュースを摂ることで問題はすぐに解消したという）。

朝一番の天然活性ビタミンCはとっても吸収がいいそうだから、寝覚めのはちみつや緑茶はビタミン補給にぴったりなのだが、カフェインがほし

＊11　タンニンを含むお茶は、はちみつの鉄分の吸収を妨げるので、2つを同時に摂らない方がいいという説もある。その場合、間を30分ほどあけるように勧められることが多いようだ。

＊12　「成人による牛乳とはちみつのみのダイエットについての臨床的生化学的研究」。1944年にアメリカで発表された研究論文。主要参考文献㊺。

くないというときには、ローズヒップやハイビスカス、柿の葉茶などもいいだろう。

シナモンとはちみつも黄金のコンビネーション

ところで朝食つながりのお話をもうひとつ。

緑茶と同じように、はちみつとシナモンも免疫増強に最強の組み合わせでさまざまな病気を治すサプリメントになるとして、デトレフ・ミックス氏は、小さじ1杯のシナモンパウダーを大さじ1杯のマヌカハニーで練ったペーストを自分の好みに合わせて、体調を整えるために少しずつ、適宜摂ることをすすめている。[*13]

だとしたら、きっと、はちみつをかけたシナモントーストも、健康的な朝食メニューと言えるだろう。

美味しいバターを塗ったパンに、好みの量のシナモンパウダーをぱっぱとふりかけてトーストする。あるいは、焼いたパンにバターを塗ってから、

*13 実はこれは、歯磨き剤にもなる。90ページ参照。

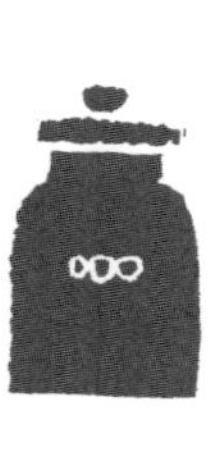

シナモンパウダーをふってもいい。

ただ今日的なはちみつ使いとしては、酵素を生きたまま摂りたいので、はちみつだけは加熱せず、焼きたてのパンにたっぷり塗ってそのままかぶりつくのが王道だ。

そういえば昔から、伝統的なお菓子のレシピにシナモンとはちみつの組み合わせは多い。が、このシナモントーストならお菓子を作るより簡単だ。中医学ではシナモン（肉桂）は補腎薬で、ぜんそくや更年期障害などにいいとされているが、はちみつと同様、血糖値の調整作用があることがはっきりしてきて、昨今ドイツでも糖尿病の治療に使われるようになってきたらしい。[*14] きっとそのことも、はちみつとシナモンがゴールデンコンビとされる理由なのだろう。

こんがり焼けたパン。シナモンとバターとはちみつ。

その香りだけで、今日一日がうまくいきそうな気がしませんか。

*14 主要参考文献②。

3.
ひとびんのはちみつは、理想的な非常・保存食

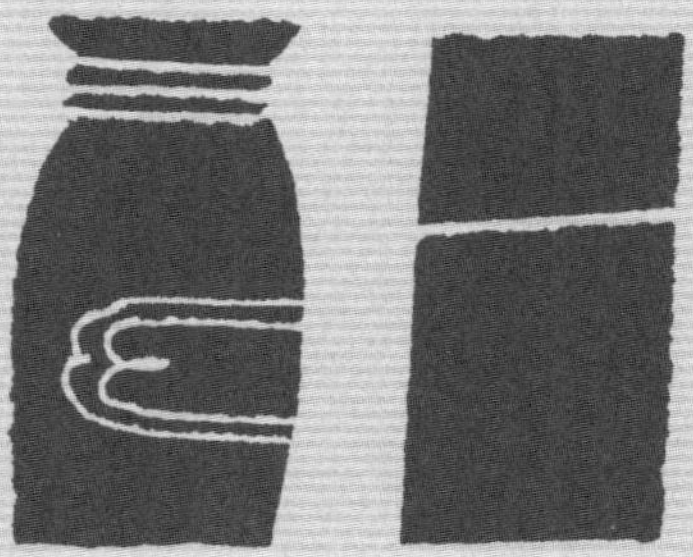

蜜蜂は自分たちが集めた蜜を誰が食べるのか知らない。
同様に、私たちが宇宙に導き入れる精神の力を
誰が利用することになるのか、私たちは知らない。

――モーリス・メーテルリンク　『蜜蜂の生活』より

日本は世界に名だたる自然災害国。地震、台風、火山噴火と、どこかでほぼ毎日のように、山は煙をあげるわ、地面はぐらぐら揺れるわ、滝のような雨に雹《ひょう》の嵐。にぎやかなこと、この上ない。

いきなりドカンとおおごとになり、物資の供給路が断たれることなきにしもあらず、最低限の食料や水の備蓄、救急箱の準備ぐらい、ひと通りしておかなければ、とは、今日日《きょうび》、誰もが思うことだ。

我が家では備蓄品の中に、家族ひとり当たり1・8キロのはちみつを用意している。非常のときこそ、家族のみんなが大好物のとっておきの品である。

ほっぺたが落ちるおいしさの高千穂《たかちほ》や対馬《つしま》産日本ミツバチの百花蜜《ひゃっかみつ》。奥深く豊かな風味の北海道の菩提樹《ぼだいじゅ》(シナノキ)、そば、アカシアのはちみつ。それに、とろけるキャラメルのようなニュージーランド産医療グレードのマヌカハニーや甘露蜜など。

この美味な備蓄がどん、とあるだけで百人力。

「来るなら来いい!」と大船に乗った気になれる。

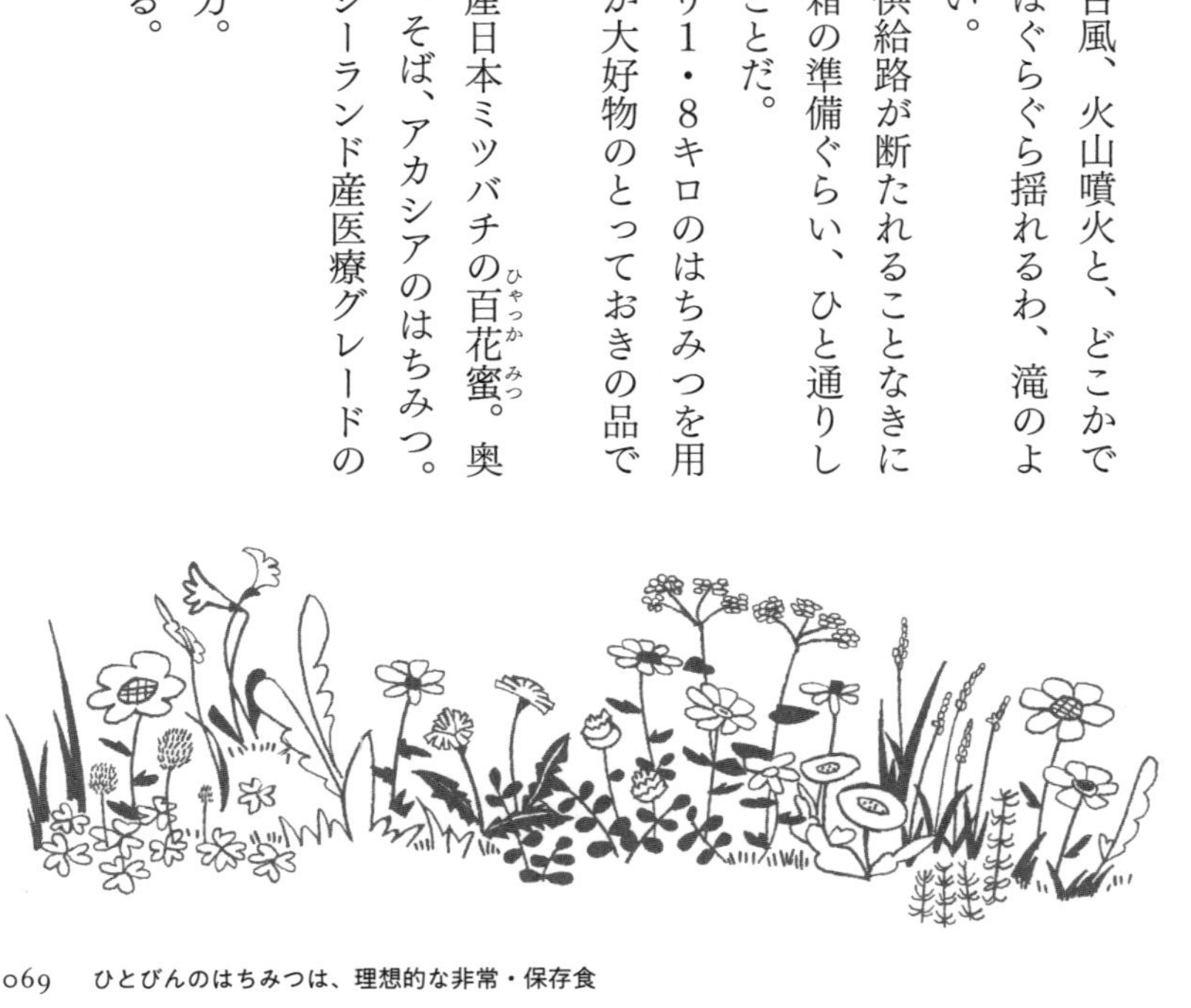

はちみつは、ほぼ完全な栄養剤

前にも書いたが、3ヵ月をはちみつと牛乳だけでゆうゆうと生活したという人がいる。はちみつは栄養剤としては、ほぼ無敵なのだ。はちみつの糖分はブドウ糖や果糖なので、消化器に負担をかけることなくスムーズに吸収され、すばやくエネルギーとなる。からだが必要とする各種ビタミン、ミネラル類が、バランスよく含まれている。

ビタミンCだけは、はちみつだけに頼っているとやや不足するので補った方がいいとされているから、そのために備蓄品の中には、葉や茎を丸ごと粉に挽《ひ》いた緑茶も入れてある。こんなお茶なら水やお湯をそのままさすだけですぐ飲めるし、ゴミも出ない。

繊維も葉緑素も丸ごと摂れるので、野菜がすぐに手に入らないときも、オタオタしなくていいし、緑茶の粉をはちみつにふりかけたり、混ぜ合わせて食べても、和菓子のようで美味しい(「ハニー緑茶キャンディ」6ページ参照)。

我が家でひとり当たり1・8キロのはちみつを備蓄しているのは、こういうわけだ。食品成分表によると、はちみつの熱量は、100グラムで294キロカロリーとなっている。ものによってやや差があるとはいえ、ほぼ、100グラム＝300キロカロリーと思っていいだろう。1日に必要なエネルギーが1800キロカロリーとして、それを満たすためには1日当たり600グラムのはちみつがいる。1・8キロのはちみつがあれば、他に何にも食料がないという場合でも、3日間は安心ということだ。

もちろん非常時だとしても、1日をはちみつ600グラムだけで過ごすのは味覚の点からも厳しいだろうし、備蓄品がはちみつだけというわけではない。けれども、ガスも電気も水道も使えない状態のとき、何もせずにふたを開けただけで食べられ、洗いものもゴミも出ず、それだけでエネルギーとビタミンとミネラルがばっちり摂れるものが、「キロ単位で、でーんと目の前にある」状態は、すばらしく心強い。

東日本大震災の日は電車が止まり、仕事の打ち合わせのあった横浜駅から自宅まで、連絡のつかない家族が本棚の下敷きになっている様子を思い浮かべながら、25キロほどを、ずっと小走りで帰った。くねくねとひどい回り道の途中でお腹がぺこぺこになって、開いていたパン屋さんに飛び込み、カイザーロールをふたつ買ったっけ。

　それ以来、「なんだか今日は大きめの地震が来るかも」という気がするが、電車に乗って遠くへ行かなくてはならない日には、大びんはまさか持ち出せないが、軽いプラスチックの遮光《しゃこう》容器入りの250グラムのはちみつをスプーンと一緒に袋にまとめ、かばんに入れて行くこともある。[*1]

　ま、準備があってもなくてもいざとなったら、何とかなることもあるし、全然どうにもならないこともあるだろう。

　が、はちみつは確実に、普段の暮らしの不安をはらうお守りにはなるのである。

ピンチはチャンス、空腹は幸運かも

　とはいえ、いざというときのために意識しておくようにしているのだが、そもそも、人は毎日3食、1800キロカロリーを必ず摂らなければ生きていけないというわけでもない。

*1　250グラムが重すぎる時は、大ぶりのチューブの中に、はちみつを詰め、化粧ポーチに入れて持つことも。16ページ参照。

ある年の春休みに夫婦ふたりで興味津々、断食クリニックへ行き、試しに2週間過ごしてみた。その経験のビフォー、アフターで一番変わったのは、体調よりも何よりも、

「人って、5日間何にも食べなくても大丈夫。水だけでも別に死にはしない！」ということを、身をもって納得できたことだった。

その時のプログラムは、数日間かけて食事量を減らしていき、丸5日何も食べず石清水《いわしみず》を飲むだけで過ごし、それから数日かけてゆっくりと普通食に戻すというものだったのである。

何が原因であっても、1日、2日普通のご飯が食べられないからといって、そのことだけで慌てたり不安になる必要は全然ない。それを知ることは、からだと心にとって大発見で、ちょっぴり大げさかもしれないが、人生からひとつの恐怖がきれいに消えてなくなるような、心地よい開放感を伴った素敵な感覚だった。

いざというときのために頭をひねり備蓄に励むのも大事かもしれないが、そもそも非常時なんて、どこでどんなふうに遭遇するかわからない。「腹が減っては戦《いくさ》ができぬ」というのは一面の真実ではあるけれど、そう

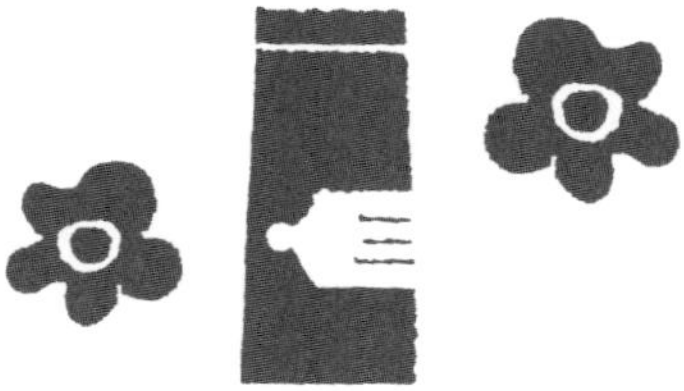

思い込んでしまったら、お腹がぐうっと鳴ったとたんに気力が失せてしまうということもあり得る。いざとなったら、

「空腹でお腹が鳴るのは健康の証拠。すごく気持ちのいいことなんです。お腹がすいたらそれは、内臓が消化活動から解放されてゆっくり休めるってことなんだから、心の底から感謝して喜ばないといけないんですよ」

と教えてくださったクリニックの先生のことばを思い出し「これを機会にデトックス」ほどの気持ちで、ゆったり鷹揚《おうよう》に構えようと思っている。

その上で、もしそのとき大事にとっておいた、ひとさじのはちみつを口に入れることができたら、たぶん天上の美味が味わえて、豊かな滋養成分がからだのすみずみにまでゆきわたるに違いない。

常温で腐らないはちみつは、非常時のための備蓄に最適

はちみつが非常食、保存食として優れている理由は他にもある。

強い抗菌作用を持つはちみつの中では、ばい菌が繁殖することはできな

いので、常温で保管してもいつまでも腐るということがない。もちろん生のはちみつの場合でもそうなのだ。賞味期限が切れるため、定期的に食品備蓄の入れ替えをするという必要がないはちみつは、面倒くさがりやには、とってもありがたい。

油と同じように光には弱いので、涼しくて暗い所にふたをきっちり締めておく。そうして一度備えてしまえば、基本的に何年も放りっぱなしで忘れておける。[*2]

何しろミイラの保存に使われたというはちみつだ。その抗菌作用、効能が長持ちなことにかけては、折り紙付きなわけである。

——のはずなのですが、実際には、「とっておき」というのは、時々誘惑にかられて、ついつい出してきてしまうものなのですね。

大変な非常時にこそ、元気を出さなくてはいけないからと考えて、とっておきのはちみつを備蓄しているはずなのだけれど……。

急なお客のときなどに「あ、お菓子が何にもないけど、食後のデザートどうしよう!」などというのは、備蓄に手をつける上等の言い訳として最適の機会だ。

＊2　ただし、日本ミツバチのはちみつは、西洋ミツバチのはちみつより巣の中で長期の熟成を経ているので、酵素が特に多く、発酵しやすい。そのため、必ず冷暗所での保管が必要で、場所の条件によっては、夏は冷蔵庫保存が必要な場合もあるので注意。

まあこれって、ある意味確かに、非常時だとも言えるわけでしょう？

食卓の喜びは精神の備蓄

ボードの上にはちみつのびんを何本か並べ、その種類の数だけスプーンをひとりひとりに配る。とっておきのはちみつならば、ひとさじずつ順番にゆっくり味わうだけで、十分立派なデザートだ。くるみやアーモンドなどの木の実や、なめると美味しい塩を少しばかり、小皿に添えてもいい。

買い置きのパルメザンやコンテ、チェダーなどのハードチーズを拍子木に切ってはちみつの数だけ並べ、生のはちみつをとろーりかけるだけでも、新たにデザートが一品できあがる。生のチーズやはちみつの酵素が消化を助けてくれるので、食後の胃にもやさしい。[*3] コーヒー、紅茶、ハーブティーに緑茶、ワイン、ブランデーと、食後の飲み物にもよく合う。

その他にも、小さな湯飲みにささっとそば粉を熱湯でといて小ぶりのそばがきにし、ソースとして好みの味のはちみつを探すのも楽しいし、粉をゆるくといて、フライパンでそば粉のひと口クレープを何枚も作り、熱々

＊3　消化を助けてくれるはちみつの酵素の働きを活かしたレシピに、「はちみつみそディップ」、「はちみつ入りレアチーズケーキと乳酸菌ドリンク」がある。12ページ、13ページ参照。

にはちみつをかけてもいい。

することはシンプルきわまりなくても、産地や花の種類を味わいくらべながら、あれこれおしゃべりするだけで、飛びきりのご馳走だ。

備蓄に手をつけつつ、こうして大切な人たちと時間を愉快に過ごすのは、どこかで非常時に思いを馳《は》せることに通じているかしら、と時に思う。

働きバチは一度の飛翔で、それに消費する約50倍のエネルギーの花蜜を巣に持ち帰るのだという。

メーテルリンクが言ったように、ミツバチは自分たちが集めた蜜を誰が食べるのか知らない。同様に、私たちは、今日こうして彼女たちから受け取り、笑いのうちに培ったエネルギーが、宇宙に解き放たれてどこに行くのか知らない。

何事もなく過ぎた今日という日の気の遠くなるようなありがたさ。

こうしてひとさじずつ、美味しくて幸せな思いを積み重ねていくことが、逆境への何よりの備蓄かな、と信じているわけなのです。

まあ、基本は食いしん坊の言い訳なのかもしれないけれど……。

4.

はちみつで歯を磨《みが》こう

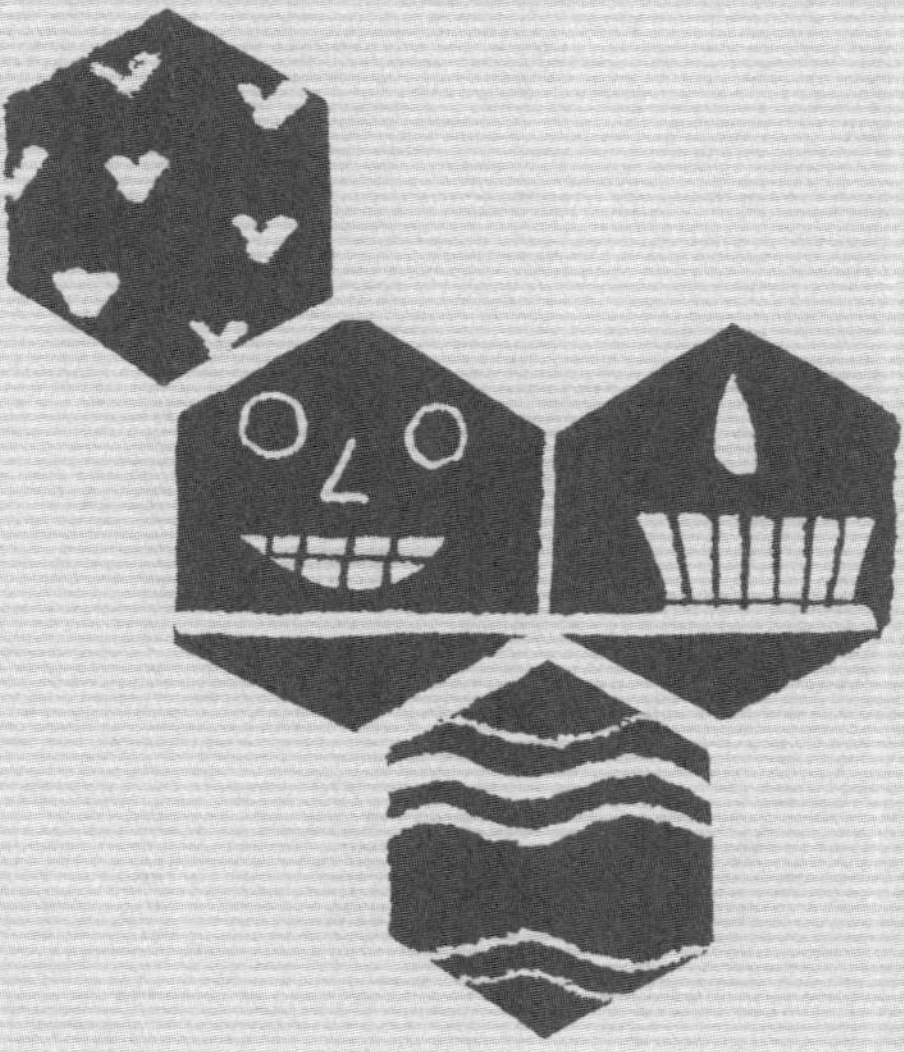

歯茎の潰瘍を除去する薬。
シナモン（一）、ゴム（一）、
はちみつ（一）、油か油脂（一）

——『エベルスの医学パピルス』[*1]

「甘いものを食べたらすぐに歯をみがきなさい」

「甘いものは歯に悪いから、あんまり食べると虫歯になりますよ」

家や学校で、そう教わらなかったという人はいないのではないだろうか。もちろん私も子どもの頃からそう言い聞かされて、何の疑いも持たずに育った。だから、人生半ばに差し掛かろうかともいう頃になって、ヨーロッパの、あるはちみつの本を読んでいたら、はちみつを食べる話の中で、さらりと、

「はちみつで虫歯を防ぐ」

とあるのを見つけたときには、ソファから転げ落ちそうになるほど驚いた。「そんな、まさかねえ！」というのが、正直なところだった。

実はそれまで何年もの間、重曹《じゅうそう》とはっか油とグリセリンを使った自家製歯みがきペースト、[2] それに、シナモンとクローブパウダーを加えたもうひとつのバージョンを、[3] 私は愛用し続けていた。

それらのレシピの使い心地には自信があったし、作り方や使い方を、本で詳しく紹介したこともあった。行きつけの歯医者さんにも、歯の状態をほめられて、「歯や歯茎の健康」については（ひとりで密かに「ウッフッ

＊1　紀元前１５５０年頃の古代エジプト最古の重要な医学文献。

＊2　「ミントの歯みがき」。重曹大さじ1杯半、薬局方グリセリン大さじ1杯、薬局方はっか油5滴を混ぜ合わせたもの。

＊3　「クローブとシナモンの歯みがき」。重曹大さじ1杯半、薬局方グリセリン大さじ1杯、薬局方はっか油5滴、クローブパウダー小さじ4分の1杯、シナモンパウダー小さじ4分の1杯を混ぜ合わせたもの。

フ……」と)、いくばくかの自負があったのである。

研磨材として「重曹や塩で歯をみがく」のは、大昔から歯みがき界の王道だ。他方で最近、

「歯をみがくのは、歯と歯周ポケットの中のかすをブラシで取り除くのがポイントなんだから、歯みがき剤なんてなにもつける必要はない」という主張も聞いたことがある。

しかし、よりにもよって砂糖の約1・5倍もの甘みがあるというはちみつで、虫歯を防ぐとはこれいかに？

もしかすると、万能薬といわれるはちみつには、食べる以外にも、オーラルケアに使って、虫歯を防ぐ方法があるというのだろうか。

激しく興味をそそられ、やってみたい！　と思ったのだったが、具体的にどうすればいいのか、その本には肝心のそのことが書いてないので、やり方がわからない。そのページの話の中心は、はちみつを使ったシナモン風味の焼き菓子の作り方のことだったから、

「お菓子なんて、余計に虫歯によくないんじゃないの？」と私は混乱した。

しかしですよ、もしも自家製歯みがきペーストに、はちみつが使えたと

したらどうだろう？　フッ素が虫歯を防ぐとか、いやいや毒だとか。そんな優雅とは言えない議論が絶えないこの時代、甘くて美味しいはちみつで虫歯を防ごうなんて言ったら、それは夢のような話である。うーむ、やってみるべきか。

いや、でも、理屈や分量、使い方がはっきりわからないまま、我が身を挺《てい》して実験し、もし虫歯だらけになったら怖すぎる。

はちみつは虫歯菌を退治する

ところが、ややあって、拍子抜けするほどあっさりと雲間の晴れる日がやってきた。

別のはちみつ治療法の資料を見ていたら、今度は、養蜂家でもありミツバチ療法の専門家でもある日本のお医者さんが、はちみつそのもので歯をみがくこと、はちみつ大さじ1杯をコップ1杯の水に溶かしてうがいし、歯槽膿漏《しそうのうろう》や虫歯を予防して、口臭を防ぐことをすすめていらっしゃるではないか。

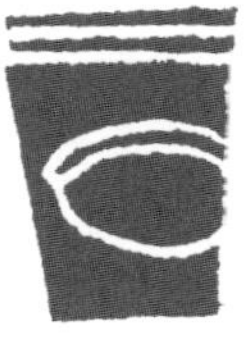

「はちみつはミュータンス菌の活動を抑えるため、虫歯を作りません」と、そこには書かれている。なるほど、化膿したひどい外傷にも効くというはちみつの名高い抗菌力は、口の中の悪玉菌をも退治してくれるものらしい。

西洋医学を修めた医学博士で医師でもあるその方は養蜂家の二代目でもあり、ドイツのはちみつ療法学会員としても研究をされている。そして何より説得力があったのは、はちみつが腹痛にも歯痛にもやけどにも使われる非常に優れた食品、および医薬品であることを、子どもの頃からの実体験を通じて知っていると語られていたことだ。[*4]

ほんとうにいいかどうかは実際にしばらくやってみないとわからない。でもやってみることに対しての迷いは、これですっかり吹き飛んだ。

＊4 主要参考文献⑳。

はちみつとはっかの歯みがきで、歯はつるつる、息はぴかぴか

まずはシンプルに、はちみつだけで歯をみがいてみることにする。

いろいろな種類のはちみつが手元にあるなかで、どのはちみつがいいかと迷ったが、使い勝手をいろいろと考えた末、一年を通して透明のまま、とろーり固まらないアカシア蜜を小さなからしスプーンを使って歯ブラシにのせてみた。

トーストの上で見慣れたものを歯ブラシにのせて口に入れるのは不思議だけど、なんだかちょっぴり楽しいね、と思いつつ歯ブラシを動かす。あたりまえのことだが、甘くてとっても美味しい。驚いたのは重曹のような研磨剤がないのに、みがいた歯の表面がすぐにつるんつるんになっていく感覚だ。使い心地でまず言うならば、歯みがき剤として全然悪くない！で、その時以来、はちみつ歯みがきにどっぷりはまり、あれこれといろいろ試してみた。

長ーい話を端折《はしょ》って言うと、はちみつには、確かに口の中のばい菌を退治してくれる強力なパワーがあるようなのだ。

歯みがきで口をすすいだ後、口臭・虫歯予防のダメ押しに、はちみつを追加でなめて、あらためて口中に広げてもいいくらいなのである。あるいは逆に、歯みがき前に口をよくすすいでから、はちみつで歯みがきしたら、もう、うがいしなくてもいいほどだ。もしかすると「甘いものがすべて歯に悪い」というわけではなくて、「歯に悪いのは砂糖」ということだったのかしらん？

とにかく、口の中の善玉菌を助けて、悪玉菌を退治してくれるかどうかが鍵なのだ。緊急時の非常食にはちみつがあったら、食べものとしてだけでなく、オーラルケアにも使えるなんて、すばらしすぎてミツバチにはもう、一生頭が上がらない。

あなたはジョリジョリ派？それともトローリ派？

一年を通じて歯をみがくことを考えるとき、結晶にならないタイプのはちみつを選んだのには理由がある。はちみつにはっか油を混ぜ合わせて、「はちみつとはっかの歯みがき」にしたかったからだ。

虫歯菌に対する抗菌力や口臭予防のことだけ考えたら、生のままのはちみつで効能は十分。けれども和種のはっかの精油である「はっか油」を合わせると、はちみつの甘みにはっかの辛みを合わせ、後味をよりさっぱりと清涼にすることができる。メントールとの相乗効果で、抗菌作用もうんと高まる。そして、はちみつとはっか油をまんべんなく混ぜ合わせるには、一年中固まらないはちみつの方が、断然扱いやすいというわけだ。

大さじ2杯のはちみつに、はっか油5、6滴を垂らしてよく混ぜ合わせたらできあがり。密閉容器に保存して、使うときには小さなスプーンでとろりと歯ブラシにのせる。はっか油のおかげで、みがいた後の息のさわやかさは折り紙付きである。

初めの頃、もしかすると結晶がジョリジョリしている方が研磨剤にもなっていいかもと、レンゲやそばのはちみつの結晶部分を歯ブラシにのせてみたりもした。

ジョリジョリの感覚は悪くはないが、重曹の研磨剤に比べると、粒が粗くてちょっとざらつく。それに、研磨剤がなくても、はちみつなら問題なくつるつるにみがけるということがわかったので、私は今では歯みがき用はもっぱら扱いやすいアカシアだ。

でも、大好きな味のはちみつがあって、それがたまたまジョリジョリ型

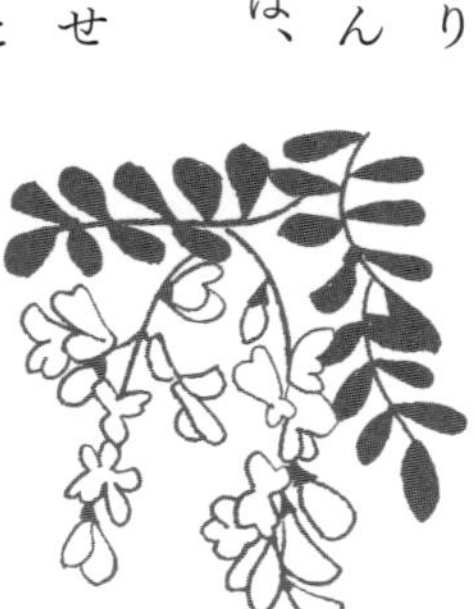

で、ミント味にしなくてもいい、ぜひそれで歯をみがきたいという方は、迷わず試してみてください。歯茎の病気には良質なミネラル補給が大事ともされているから、そばのはちみつみたいにジョリジョリしても、色の濃いものが向いているかもしれないのだから。

はちみつが寒い季節に結晶して固まるか固まらないかは、ブドウ糖と果糖の割合で決まる。果糖の割合が多いアカシアのような蜜は一年中固まらず、ブドウ糖の多いそばのようなはちみつは、冬になると固まりやすい。

固まった結晶を溶かしたいというときはゆっくりと弱火で湯煎にかければいいのだが、医薬品としての効果を持つ純粋な生のはちみつは、はちみつ自体が40度以上になると生きた酵素がだんだん死んでしまうという。びんをつけるお湯の温度が60度を超えないように、どうか細心の注意を。

はちみつとシナモンの組み合わせは、古代エジプトの歯槽膿漏の処方箋

古代エジプト人たちは、はちみつを医療、美容に文字通り、「使い倒した」

と言っていい。クレオパトラがその美をみがくのに、お風呂にはちみつとミルクを入れていたのも有名な話である。

そこで、古代エジプト植物誌研究の本の中で、オーラルケアにはちみつを使ったものがないかと探してみたら、おお！　歯茎の潰瘍《かいよう》を治すという、冒頭にあげた薬の処方が見つかった。歯茎の潰瘍といえば、歯肉炎や歯周病のひどいのに違いない。

これは歯みがき剤ではなく、歯茎にぬる軟膏みたいなもののようだ。ゴム（樹脂？）と脂肪は基剤《きざい》のようなものだから、薬効成分は、はちみつとシナモンにあると見ていい。

なるほど、はちみつが歯や歯茎の健康にいいということは、すでに古代に自明の理であったのか。はちみつを歯につけることをためらっていた私は、いったい何にしばられていたのだろう。

この処方ではちみつと組み合わされているシナモンだが、オーラルケアにとてもいいということは、「びわの葉が肩こりにいい」というぐらいにアメリカやヨーロッパで常識になっている。重曹の歯みがきペーストやマウスウォッシュのレシピにはそれまで私も使っていたから、はちみつの歯みがきも、はっか味だけでなく、シナモン味も作ろう、となるのは自然の成り行きであった。

大さじ1杯のはちみつに小さじ1杯のシナモンパウダーを合わせて、スプーンでよく混ぜ合わせてできあがり。歯茎や歯周ポケットのケアに直球の歯みがき剤だ（「はちみつとシナモンの歯みがき」16ページ参照）。[*5]

しかもこれって、直球でお菓子の味ではないですか？

「良薬は口に苦し」ということわざをクレオパトラは聞いたことがあったのだろうか。

＊5　旅行用の化粧ポーチに入っている茶色のチューブの中身が、こちらの歯磨き。

5.

大汗かいたら、「はちみつ水」（手作りイオン飲料）

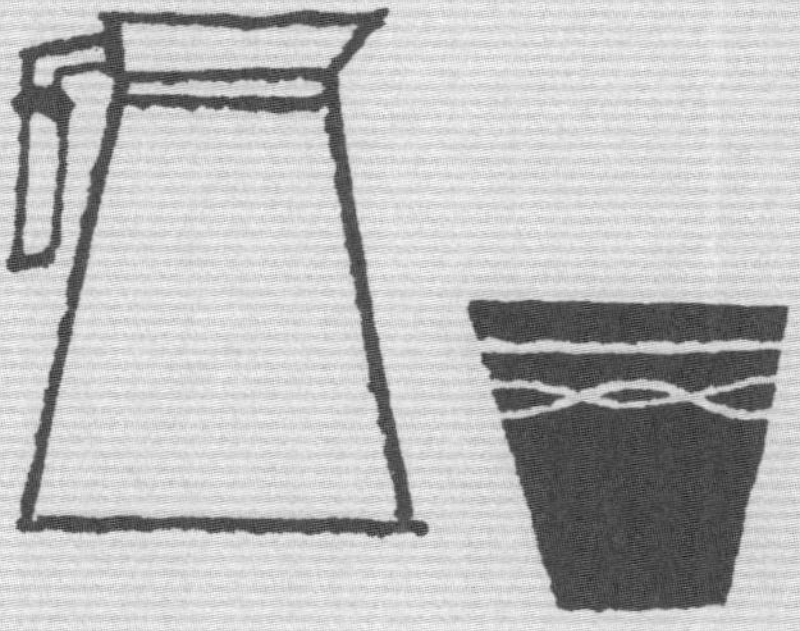

「炎天下のはちみつ水は命綱。畑でできる点滴だよ!」

——エフラン・メザ

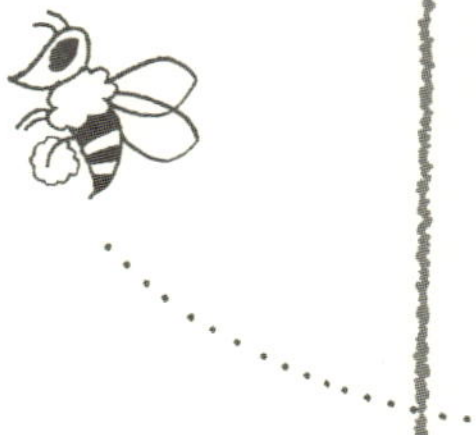

アメリカ西部のワシントン州東側とオレゴン州の境のあたりは高品質のワイン産地として注目を集めていて、年々ワイン用の葡萄《ぶどう》畑と醸造所が増えていく。

エフランは、そんな飛びきりのワインを産み出す農園の畑で働くメキシコ人の青年だ。この農場では化学肥料や農薬、除草剤を一切使わない。

彼の仕事は、4ヘクタールほどの葡萄畑の列の間を2頭の耕作馬で鋤《す》き返す土の手入れと馬の世話で、実はこれが美味しいワイン造りの生命線だ。

畑には、フランスのローヌ地方、シャトー・ヌフ・デュ・パプ[*1]みたいに、こぶし大の丸い石がゴロゴロしている。古風な鉄製の鋤《すき》を使ってその表面を返していくのは、馬にとっても、操る人にとっても大変な重労働なのだが、その仕事のおかげで、土には定期的に草と新鮮な空気が混ぜ込まれる。健康な香りを立ち上らせる畑の土は、いつも柔らかでふかふかだ。

初夏のある朝、シラー種[*2]の葡萄畑は花が満開で、きらきらした朝日の中で、ミツバチがぶんぶんと忙しく飛び回っていた。どっしりとたくましい耕作馬のゼッポは、ひと仕事を終えて、からだから湯気を立てている。ゼッポの後ろで鋤を操っていたエフランは、息をつくとラベルのないペット

＊1　強い陽ざしと土ぼこり、石ころ、自生のハーブなどの風土を反映した力強い風味のワインを産むフランス南部のワイン地方。

＊2　フランス南部ローヌ地方で主要な赤ワイン用葡萄の一品種。

ボトルを取り出した。

そして、汗に濡れるぴかぴかの笑顔で「はちみつ水！」とひとこと言うなり、ごくごくと一気に半分ほど飲み干した。

「毎日うちで作ってくるの？」ときくとそうだという。

「はちみつに塩をひとつまみ、水で溶かしてライムをしぼって、前の晩に冷凍庫に入れておく。葡萄畑を耕し終わる頃にちょうど半分ぐらい溶けてるんだ。ゼッポにえさをやってから、今度は野菜畑や動物たちの世話をする。そのうち残りもうまい具合に溶けて、ちょうど午前中で500ミリリットルのボトルが2本分なくなるよ。1日に2リットルぐらいは、畑ではちみつ水を飲んでるね」

農場や醸造所で働く人たちが毎日食べる野菜や卵、牛乳、時には肉なども、ここでは作っている。最終的に作って売るのがワインだからといって、ワイン用の葡萄だけを単一栽培するのは、自然で健康的なワインを産み出すことにつながらない、という考え方からだ。そんな自家用農場の切り盛りもエフランの仕事である。その労働を支えている命綱が「はちみつ水」だと言うのだ。

イオン飲料の材料として理想的なはちみつ

エフランのはちみつ水の材料をよく見てみると、熱中症予防や高熱時の水分栄養補給のためのイオン飲料、またはいわゆるスポーツドリンクとして、理想的な組み合わせだということがわかる。

彼がボトルからこれをごくごくと飲むときの元気な喉の動きを見ていると、このはちみつ水が彼のからだとその運動に与えるエネルギーがそのまま、耕す畑の土に注入され、パワーと旨《うま》みがみなぎった葡萄を実らせることにつながっていくのが、目に見えるような気がする。

はちみつは、エネルギー源となるが、同時にミネラル、ビタミン類の宝庫だ。

ビタミンCだけは、それだけで十分とは言えないので足した方がいいとされるわけだが、エフランはライムやレモンで、ちゃんとそこを補ってもいる。

天然塩を加えることで、汗をかいたときに失われるナトリウムやその他

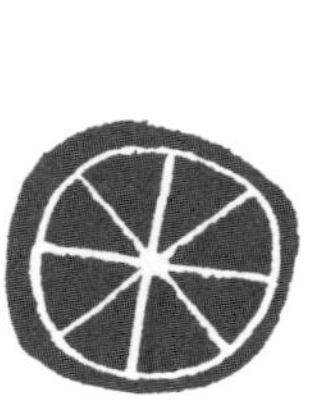

のミネラルをさらにプラスする。

「ふーむ、なるほど！」と感心しているうちに面白くなってきて、塩分や糖分、ビタミンCの分量をあらためて計算しながら、簡単にできて美味しい「手作りイオン飲料」のレシピを自分でも作ってみることにした。で、いろいろ試してみた結果、定番となったのがこれである。

・水　500ミリリットル
・天然はちみつ　大さじ2杯（または約40グラム）
・天然塩　小さじ4分の1杯（または1・5グラム）
・新鮮なレモン（またはライム）果汁　大さじ1杯（15ミリリットル）
あるいはビタミンCの原末（アスコルビン酸）[*3]　小さじ4分の1〜2分の1杯

多くの市販のイオン飲料には砂糖やコーンシロップなどが使われていて、からだにいいと思って常時飲むクセがついてしまうと糖分過多になり、

＊3　上のレシピをレモンで作った場合は、吸収されやすい活性ビタミンCが約15ミリグラム摂れる。アスコルビン酸で作った場合は、活性ビタミンCではないが、1200ミリグラムから2400ミリグラム摂れる。アスコルビン酸の場合、調整しながらたっぷりと量を摂りやすい。

子どもでも糖尿病を誘発することもあるので要注意であるとされる。

だが、はちみつに含まれる果糖や麦芽糖はすい臓に負担をかけない。はちみつの場合、血糖値を一定限度以上には高めない自動的な調節作用が働くとされているのだ。

その点、血糖値が気になる人は果糖の多い、結晶化しにくいタイプのはちみつ（代表的なものはアカシア）を選べば特に安心だし、水にも溶けやすいので作るのも楽だ。

ミネラル類、特に鉄分の補給などを優先したい場合には、色の黒い天然はちみつ（代表的なものは、そばや栗など）を選ぶといいだろう。

「果糖とブドウ糖の割合は『結晶の状態』で見極め、ミネラルの量は『色』で見極める」という基本を頭に入れておくのが、効用をとことん享受するために長年のうちに身についた、はちみつ使いのコツである。

それには、くれぐれも、固まらないようにするために水あめなどの糖分を添加したり、加熱したりしていない、天然の生はちみつを選ぶことが大事だ。

このレシピは、運動や発熱により、大量の発汗をした場合の上限の塩分量なので、その時の体調などに合わせて調整するといいだろう（194ページ参照）。

とっても便利な日本薬局方のビタミンC

はちみつ水は、フレッシュなレモンやライムをしぼった果汁を入れて作るのが、なんといっても美味しい。作ったその日いっぱい、味にいきいきとした躍動感がみなぎる。果皮からほとばしる天然の芳香成分と、生きたビタミンのなせる業《わざ》だ。

だからといって、いつも新鮮なレモンやライムが手元にあるとは限らない。

のんきに長風呂で大汗をかいて、「喉かわいたー！」というとき、炎天下を汗みずくで帰宅した途端、あるいは予期せぬ下痢や発熱で、脱水症状を防ごうと緊急に思い立ったとき、あるはずの生のレモンが切れているというのは、往々にして起こることなのだ。

けれど、ビタミンCの粉末の買い置きがあれば、いつでもさっと我が家の点滴「はちみつ水」(手作りイオン飲料)が作れる。生の果物と違って、はちみつ同様、備蓄しておくことができるので、緊急災害時の備えとしても置いておくと安心感が違う。

はちみつが日本薬局方に指定されていることはすでにふれたが、ビタミンCの粉末もそうで、「アスコルビン酸(またはLアスコルビン酸)」という名称で薬局で手に入る。これはビタミンC入りのサプリメントや化粧品、食品などを作るときの原料として使われているもので、サラサラとした白くてすっぱい粉末(「原末」と称されていることが多い)だ。*4

ビタミンCがインフルエンザやがんの治療に役立つということを提唱したアメリカのノーベル賞受賞生化学者、ライナス・ポーリング博士が、93歳で亡くなるまで体調管理のために毎日摂っていたというのも、このビタミンCの原末だ。

以前は私も、ビタミンCの錠剤をサプリメントとして買い置きしていたときもあったが、この原末の方がうんと経済的だし、からだへの吸収も早いし、余分なものが何も入っていないし、何より粉状のため、使い回しや調整が自由にしやすいので、今ではもっぱら原末を使うようになった。

*4 日本薬局方のアスコルビン酸よりお手頃な、食品添加物表示のものについては、7ページの写真、174ページの脚注参照。

はちみつ水を作るときには、レシピにあるように、好みに合わせて、500ミリリットルの水に対して小さじ4分の1から2分の1杯のビタミンCの原末を溶かして使うといいだろう。小さじ4分の1杯は、ビタミンC1200ミリグラムぐらいに相当するということを目安として覚えておくと自分に合った量を探すのに便利だ。[*5]

季節や体調によって、好みの味を楽しもう

手作りのはちみつ水の場合、使うはちみつや天然塩の種類によって、味や見た目がまるで変わるのが、また楽しい。お気に入りの味のはちみつや塩を季節や体調によって使い分けるといいだろう。

アカシアのはちみつは、さらりとしていて味もとってもあっさりしている。できあがりの色も淡く上品だ。特別に美味しくて新鮮な柑橘が手に入って、そちらの風味を優雅に楽しみたいなら、迷わずアカシアだ。

風邪気味のときについつい手が伸びるのは、北海道の東洋菩提樹（シナノキ）のはちみつ。味にもバターのようなコクがあり、見た目もこっくり。

＊5　ビタミンCについて詳しくは、「はちみつとビタミンCで、見えない敵と闘う——1」（159ページ参照）。

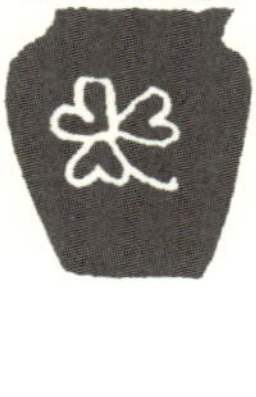

菩提樹の花は、ドイツやフランスで昔から風邪薬とされ、ハーブティーとして処方されることもある。ハーブ屋さんで「リンデン」の名で手に入るのは、西洋菩提樹の花と葉だ。その花粉が溶け込んだ天然はちみつは、風邪のときの優しくて強い援軍になる。

濃い茶色でしっかりとしたミネラルの味がする、黒蜜のような甘露蜜のはちみつ（Honeydew honey　ハニーデュー・ハニー）は、生きた酵素がたっぷりの栄養爆弾。栄養ドリンクの材料としては申し分ない。

こんなふうに、バリエーションにはきりがないのだが、まずは好みの味で手頃で使いやすい、便利な「自分の定番はちみつ」を探してみるといいと思う。うちの場合は何年も変遷を重ねて、今のところはニュージーランドのクローバーのはちみつ。

でも、はちみつの旅には終わりがないことは重々わかっている。まだ出会わぬはちみつとの未来を思うだけで、ほおがゆるんでしまうのである。

6.

はちみつ化粧水とはちみつのお風呂

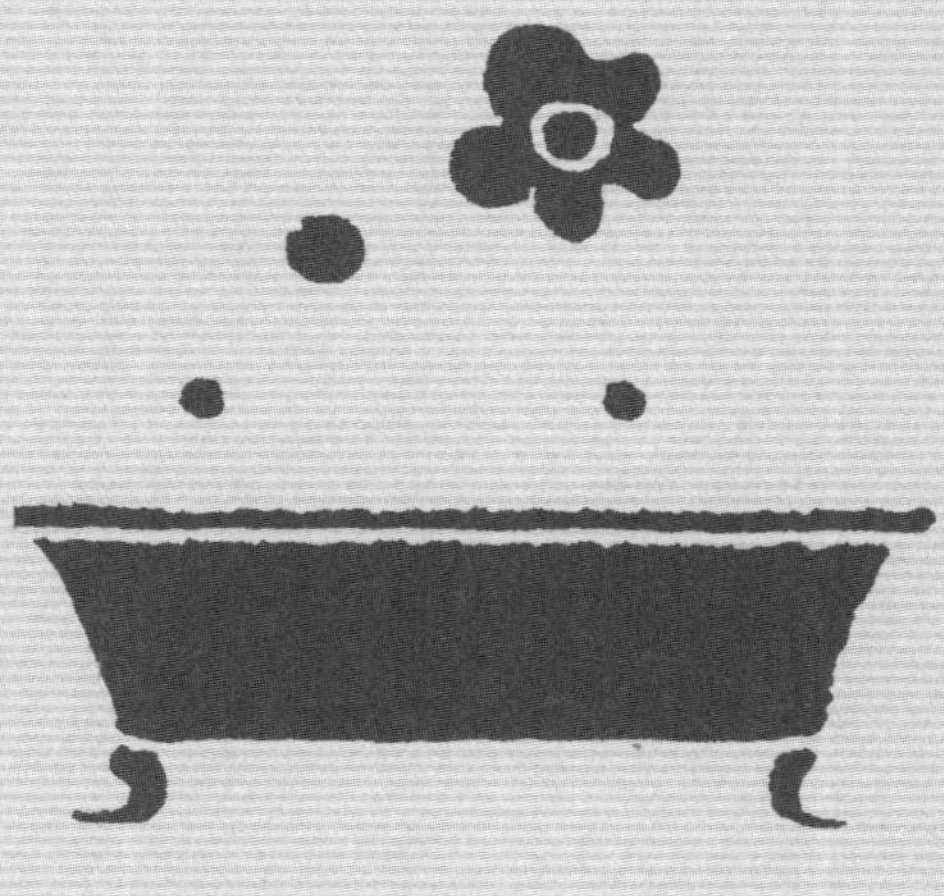

はちみつを摂りなさい……

容姿を美しくし、頭脳を明晰《めいせき》にし、身体を強くするために。

――『ヴェーダ』（紀元前千年頃のインド最古の聖典[*1]）

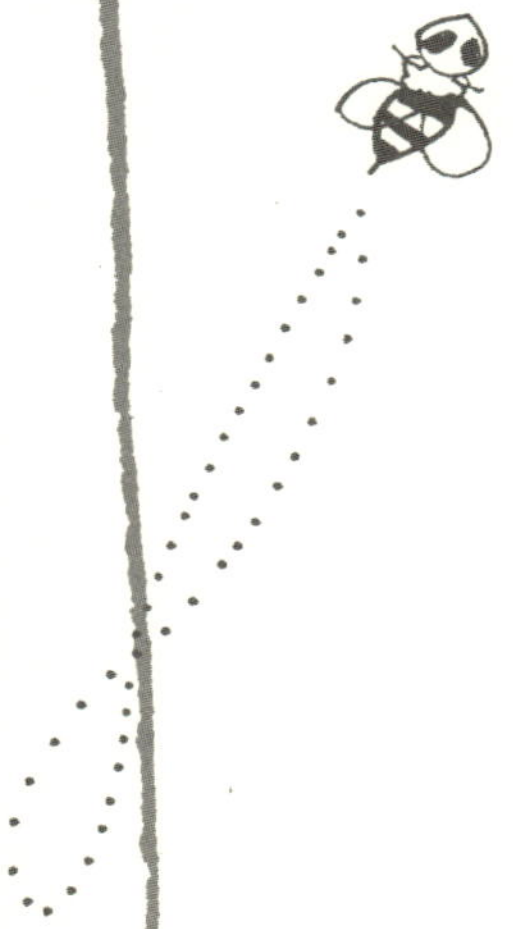

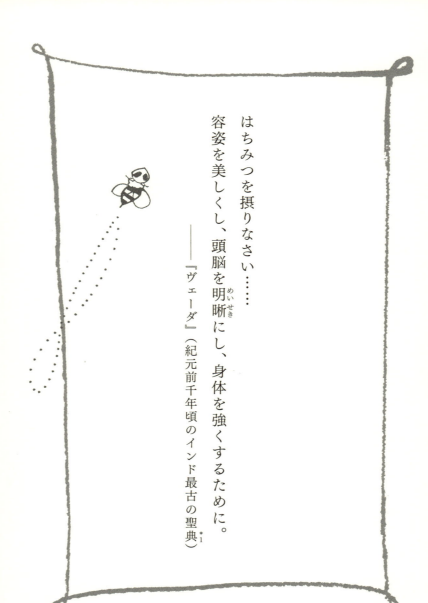

古代インドでも、エジプトでも、はたまたローマでも、はちみつは、最良の薬として扱われていた。外用、内用、それぞれの用途に合わせ、いろいろな薬草とどう組み合わせるか、古い医学書の中に多くの処方が残っている。

香料や化粧品の基剤として使われていることも多い。

クレオパトラは美容のために、はちみつをこの上なく愛用したそうだが、「はちみつ風呂」の言い伝えは、王妃の地位の高さとその威光を広めるのに、一役買っていたのかもしれないねえと、湯船の中でぼーっとしながら想像してみる。

確かに、お医者さんが薬として扱う貴重なはちみつの壺を浴室の化粧棚からひょいと取り出されたら、招き入れられたローマ皇帝だって不意を突かれて「ほほー」と思うだろう。

その上、間髪入れず壺の中身を浴槽にぶちまけ、寝室にバラの花びらを振りまかれでもしたら、幻惑されるか、見ているお付きだって「？」と言葉に困るから、いずれにしても言い伝えとしては、「クレオパトラのはちみつ風呂。ははー」という感じなのかもしれない。

＊1　主要参考文献⑲。

当時のアレクサンドリアは地中海世界の中心で、豪華絢爛《けんらん》の街だった。今の時代に生きていたら、彼女は何をお風呂に入れるのかしら。

それはさておき、その時代から、さまざまな皮膚病や傷、やけどに対して、何よりの治療薬であるとされてきたはちみつだが、今も変わらず肌にいいことだけは、どうも間違いなさそうだ。

はちみつの薬効が現代医学でも再確認されて、「医療用はちみつ」という概念が南半球やヨーロッパからお医者さんたちの間に広まり始めたというお話をしたけれど、そのきっかけとなったのも、ひどい傷ややけどなどの皮膚の外傷治療にはちみつを使う研究の数々だったようなのだ。

日焼けの手入れに、はちみつを

はちみつが、現代でもやけどの薬として再発見されつつあるという内容の文献をよく見るようになってから、我が家では「はちみつ化粧水」＝「ハニーウォーター」の出番がずいぶん増えた。

特にがんの放射線治療の副作用で傷んだ皮膚や粘膜の治療に、はちみつを使って高い効果があったという臨床報告の論文がいくつかあることを知ってからは、はちみつの化粧水を、日焼け対策としてたっぷりと使うようになった。放射線と紫外線には波長の長さやエネルギーの大きさの違いはあれど、肌を傷める基本の仕組み自体は、ほとんど変わりがないからだ。[*2]

作り方はとっても簡単で、100ミリリットルの水に小さじ2分の1杯の好みの天然はちみつと耳かき1杯のビタミンC（アスコルビン酸）の原末を入れて溶かし、化粧水のびんに入れるだけ。

いや、これがほんとうに、紫外線に当たってほてってしまった肌に気持ちいいのです。特に、冷蔵庫で冷やしておくと、とてもいい。

いずれにしても、はちみつの化粧水は冷蔵庫に入れて保管し、1ヵ月以内に使い切らなければならないので、新鮮なうちに惜しげなくというつもりで、たっぷりと全身に使える。[*3]

そういえば、葡萄畑の仕事に毎日はちみつ水を持って行くエフランは、炎天下の作業の合間にホースの水で頭や手をゆすいでは、はちみつ水を首筋や腕や顔にパタパタはたいていたものだっけ。

実は、15年以上前に私が書いた本の中でも、お気に入りの基本の化粧水

＊2　参考文献参照㊼、㊽、㊾。

＊3　冷蔵庫に保管するのが面倒なら、ローション用に、はちみつの小びんと綿棒を洗面所に備えつけておくといい。洗顔やひげそりの後で、手のひらに綿棒ではちみつをのせ、水を適量加えて手で混ぜ合わせ、そのまま顔にはたく。

のひとつとしてはちみつ化粧水の自家用レシピを紹介している。でもその頃はまだ、はちみつ化粧水の効能として客観的にはっきりわかっていて伝えられるのは、「糖分によるやわらかでしっとりとした保湿力」という認識だった。

ただ、当時も自分で「夏から秋への季節の変わり目、日焼けした肌が退色していく頃に、特に効果があります」と所感を書いているところを見ると、使い心地の感覚として、日焼けの手入れにいいなという実感は確かにあったらしい。

実は、私は軽い紫外線アレルギーなので、その頃から、はちみつの化粧水が自然とお気に入りのひとつになっていたのかもしれないと思う。

当時は、やけどの薬としては、第一にラベンダーの精油だと思っていたから、強い陽ざしに当たってひりひりしたり、プツプツと湿疹が出るようなときには、もっぱらラベンダーの化粧水＝「ラベンダーウォーター」を使っていた。

しかし、やけどにはちみつが効くという研究がいくつも出ている今となっては、自分の弱点に対して、うれしい選択肢が増え、万々歳なのだ（日

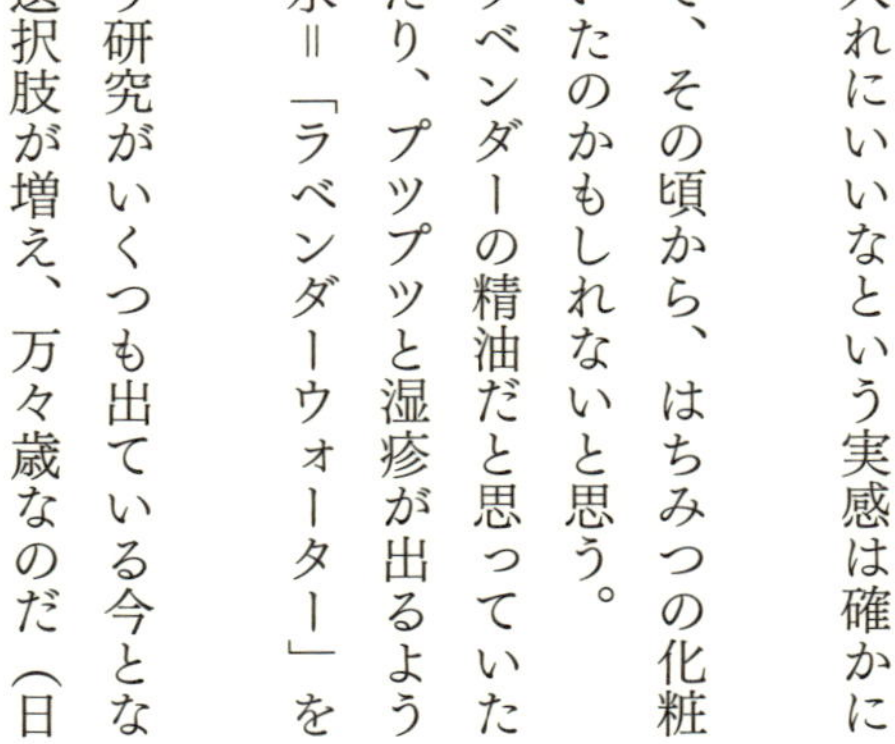

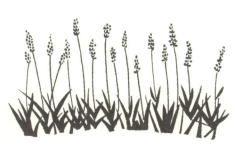

焼けでなくて、やけどそのものの手当てについては別途ふれるので、117ページ参照のほどを)。

化粧水で、はちみつの香りを愉しむ

はちみつ化粧水＝ハニーウォーターは、18世紀にも大人気だったらしい。「ジェームズ2世の薬剤師だったジョージ・ウィルソンによると、これは肌をなめらかにし、その香りは最も快いもののひとつだったという」という記述のある本がある。[*4] けれども、その処方を見てみると、そこにはいろいろな芳香成分の含まれた精油が使われているので、はちみつ自体の香りをそのまま愉しんだというわけではなさそうだ。

私は化粧水にしたときの、はちみつそのものの甘くて野の花のような香りが大好きなので、はちみつの化粧水に精油を加えることはまずない。

はちみつそのものをかいだときの香りと、化粧水を顔や腕やからだにはたいたときの香りの感じはまるで違う。腕をくんくんとかいだときに香るほのかで自然な健やかさは他にはないし、はちみつの種類を変えれば、化

*4 参考文献参照⑬。

粧水の色も香りも変わって楽しい。

　はちみつの香りをよりしっかりと愉しみたかったのと、日焼けの手入れの効果をアップしたかったので、今回ご紹介した新しいバージョンのレシピは、15年前とは少し変わっている。

　はちみつの分量は、小さじ4分の1杯から小さじ2分の1杯になって濃度が上がったし、クエン酸の代わりに酸化防止剤として、ビタミンCの原末（アスコルビン酸）を入れることになった。保湿力という観点からも、はちみつの分量がアップしているわけだが、この量が心地よくなったというその差が、もしかすると15年の歳月の流れを表しているのだろう。

　というわけで、はちみつの量は、ご自分の肌に合わせて、どうぞお好きな使い心地の頃合いを探してみてください。

紫外線ケアには、
はちみつとラベンダーのお風呂

はちみつを入浴剤としてお風呂に入れるというのは、言ってみれば、はちみつの化粧水にそのまま全身つかるということだ。

うーん、なんと豊かな気分!

湯船の大きさにもよるけれど、大さじ2杯から3杯ほどのはちみつをティーカップなどに取り、そのままスプーンを添えて浴室に持ち込む。

はちみつをお風呂に入れると、ベタベタしないの? と思われるかもしれないが、ご心配なく。しっとりすべすべの保湿効果に驚かれるはずだ。

お風呂に入れる場合は、浴室全体にはちみつの香りが広がるというわけではないので、はちみつにはスキンケア効果だけを担ってもらうようにして、香りは好みの精油を合わせることが多い。はちみつの上にそのまま垂らして、スプーンでよく混ぜ合わせてから湯に溶かす。

紫外線ケアに焦点を当てるなら、はちみつの入浴剤に合わせるのは、やけどや傷の薬であるラベンダーの精油で相乗効果を狙うのが、何と言ってもおすすめだ。

湯船いっぱいに対して、4、5滴をはちみつによく混ぜ合わせるといいだろう。

もっと凝るなら、ラベンダーの花のはちみつと合わせてもよい。

強い陽ざしにちょっとまいってしまったからだを湯船にゆったり横たえて目を閉じれば、はちみつの溶けこんだ湯のやわらかな肌当たりが心地よく、ミツバチの楽しげな羽音が飛び交う満開のラベンダー畑が見えてくる。澄んだ空気と清々《すがすが》しい香りにすっぽりと包まれる。

これはたぶん、クレオパトラも見たことのない景色かな、とふと思う。はちみつと花のむこうに、余計なことを忘れ、ひたすら見たい景色を見られる幸運。

ああ、今日も一日悪くなかった、と思えるお風呂の時間だ。

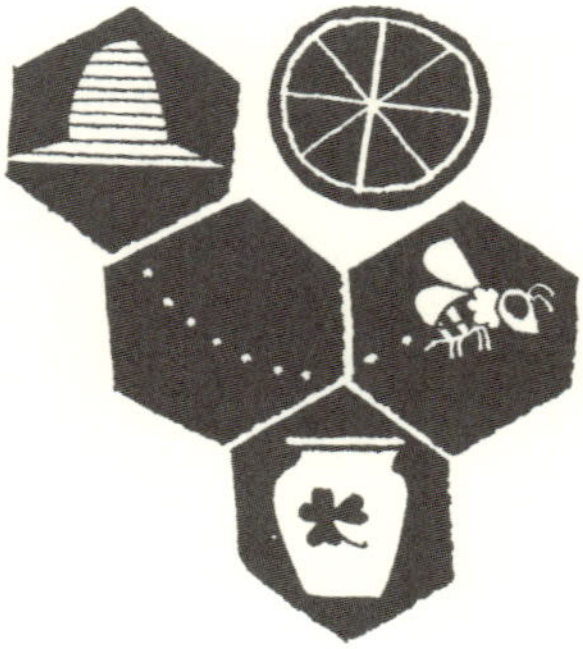

7.

はちみつ軟膏と はちみつの絆創膏

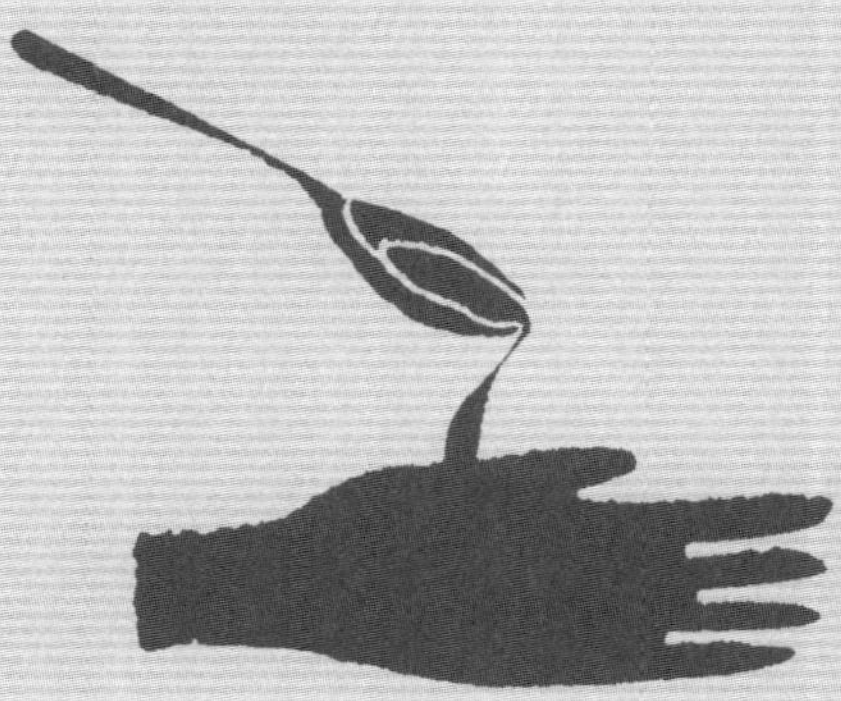

はちみつは炎症や潰瘍をきれいにし、
硬化した唇の潰瘍を軟らかくし、
吹き出物や膿の出る傷を癒やす

——ヒポクラテス

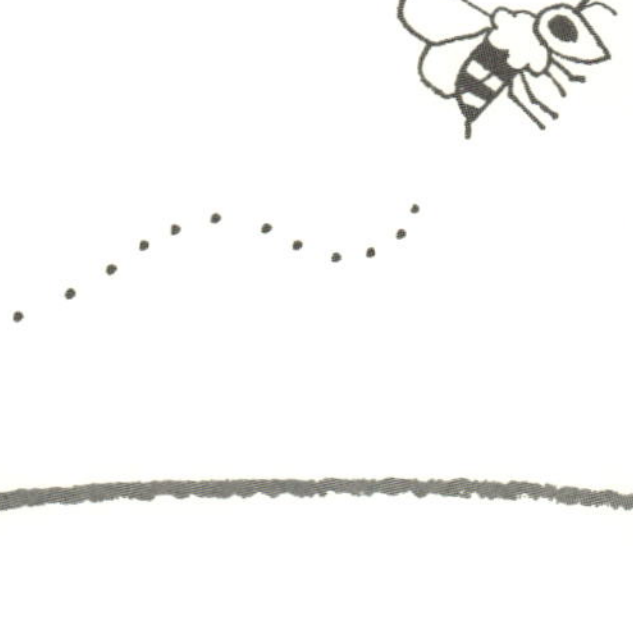

「唇があれたら、はちみつをそのまま塗っておきなさいね」と子どもの頃、祖母に言われたのを、今でもはっきり覚えている。

それ以来、「あれた唇にはちみつ」というのは、典型的「おばあちゃんの智恵」みたいな家庭療法なのかな、と思っていた。

ところが、天然はちみつは今でも日本薬局方でれっきとした「医薬品」に指定されていると知ってから、ものは試しと手に入れてみた薬局方はちみつの説明書を見て、それはそれは驚いた。そこには、「口唇の亀裂・あれには、そのまま患部に塗る」と、昔、祖母の言ったことがそのまま書かれていたからだ。

もしかすると、あれた唇治療情報の出典はおばあちゃんたちではないかもしれないぞ、と思ったのはそのときだ。だって、薬局方を制定した医薬品の専門家やお役人さんたちが、おばあちゃんたちの言うことを薬局方にそのまま記載して公表したと考えるのは、やっぱり無理があるでしょう？で、はちみつの「あれた唇治癒効果」について書かれたものを探してたどっていったら、なんと、古代ギリシャの医学の父に行き当たった。

はちみつは、いろいろな外傷、皮膚、粘膜の損傷、炎症にすばらしい治癒効果を持つことが、近年になって、科学的にもはっきりとわかってきている。

そして、はちみつの傷に対する治癒効果は実際には、からだの表面どこでもござれという勢いなのに、なぜか「唇」をことさら強調した言説を残しているらしいのが、ヒポクラテス先生なのだ。[*1]

勝手に夢想をたくましくして、「能力と判断のかぎり、患者に利益すると思う養生法をとり、悪くて有害と知る方法を決してとらない」という「ヒポクラテスの誓い・第3」が、日本薬局方の先生方に今でも絶大な威光を持っていたとしてみよう。

医学の父から現代まで子々孫々、「はちみつは最上のリップクリーム」と規定されてきた、ということになる。

実をいうと、子どもの頃の私にとっては、はちみつは最上の唇治療薬にはならなかった。甘くて美味しすぎるのだ。ついペロペロなめてしまうから、薬は唇からすぐに消えて、かえって乾燥してしまい、あれがなかなか治らない。

大人が苦い薬を飲ませようとするときに、もったいぶって言うのは「良

＊1　主要参考文献⑲。

薬は口に苦し」だ。こんなに甘いものが薬だなんて、やっぱりおかしいよねえ、と思っていた。

以後、何十年も経って自分が大の大人になり、はちみつが傷に効く理屈を理解して初めて、やっと理性を働かせてなめるのをがまんし、はちみつをリップクリームとして活用できるようになったわけである。

唇があれたときだけでなく、予防のための普段のリップクリームとしても、手軽だ。唇が柔らかくなって乾燥せず、つやも出ていい感じである。もしかするとヒポクラテス先生は、はちみつで手入れをした柔らかくなめらかな甘い唇を眺めるのが、ことにお好きだったのではあるまいか。

はちみつが特に効く傷・やけど

ただ我が家の場合、普段の生活を思い返してみると、はちみつを「治療薬」として一番活用しているのは、水ぶくれのできたやけどや、リンパ液が滲出《しんしゅつ》するようなタイプの傷を作ってしまったときである（もちろん、大きなけがをしたときには、迷わずお医者さんに行ってください）。

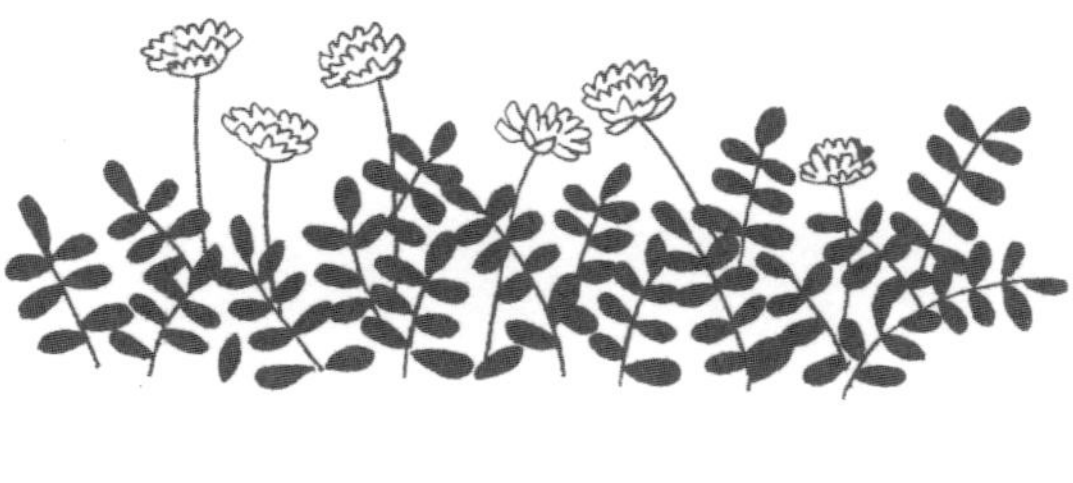

子どものころのように走り回ったあげく盛大に転んでひざを擦りむいたりはさすがにないが、料理中の不注意で、やけどや切り傷、どこかにぶつけて皮がむけてしまう擦り傷などは、もちろん今でもたまにある。

たとえば、料理中に熱湯や油がはね飛んで皮膚に着地し、やけどしてしまったら、我が家の場合、「治療法」として基本的にあるのは3つの選択肢だ。

冷水でよく冷やしたあと、

1 「はっかのバーム」を塗る
2 ラベンダーの精油を綿棒で直接つける
3 絆創膏にはちみつを塗って患部にはる

「はっかのバーム」は、以前に『はっか油の愉《たの》しみ』という本の中でレシピを紹介したことがあるが、10グラムのワセリン[*2]に60滴の薬局方のはっか油《ゆ》を混ぜ合わせたメンタムのようなものだ。切り傷、やけど、虫刺され、虫除《よ》け、鼻づまり、乗り物酔いの緩和そのほか、いろいろ使えるとっても重宝な軟膏である。これの作り置きがあれば、ちょいちょいと塗っておく。

ラベンダーの精油は原液のままで、切り傷、やけどの薬として使えるの

*2 肌への刺激がないので、薬効成分を練りこむ基剤としてよく使われる。薬局で薬局方ワセリンが手に入る。

で、これも綿棒やガーゼなどにしみこませ、患部につける。あるいは、患部に原液をぽたりぽたりと落としてもいい。

いずれもよく効くのは何度も体験済みである。が、やけどの場合、一番治りが速いのは、やはり、はちみつなのだ。特に、水ぶくれができたときに抜群にきれいに跡形なく治るのは、はちみつの軟膏、絆創膏（または包帯）だと思う。[*3]

豆粒大ぐらいのやけどの水ぶくれなら、きちんと消毒した針でぷつんと刺して中のリンパ液をやさしく出し、拭き取って、患部を覆うようにはちみつを塗って、絆創膏やガーゼを当て、留めておく。これを寝る前と朝に取り替えれば、1、2日で患部はきれいに乾燥してしまう。その後は、放っておいてかまわない。

やけどの水ぶくれだけではない。ヒポクラテスが「膿の出る傷を癒やす」と言っているように、また、それを確認したお医者さんたちが近年報告してくれているように、傷口が乾かず濡れていたり、じゅくじゅくしたりするようなタイプの傷に、軟膏として断然いいとされているのが、はちみつなのだ。

＊3　軟膏として外用にするはちみつは、食用のものから取り分けておくと、清潔を保ちながら使いやすい。9ページ参照。

はちみつの抗菌作用の仕組み

はっかやラベンダーなどの精油が持つ芳香成分には、菌の繁殖作用を抑え、からだの免疫機能を高める働きがあるとされているが、はちみつにも、非常に高い抗菌、菌調整作用がある。そしてその仕組みは、最近になって詳しく解明されてきた。

はちみつの80パーセントという高濃度の糖分の中で、バクテリアは体液を浸透《しんとう》圧《あつ》で吸い取られてしまうため、死んでしまうというのが、長らくその抗菌作用の説明だった。またその他に、はちみつのpH《ペーハー》が3・2から4・9で、薄めの酢ぐらいの酸性度なので、その中で菌が繁殖できないということも言われてきた。

けれども、それだけでは説明できない抗菌力がはちみつにはあり、それは、はちみつに含まれるグルコン酸の効力に加え、グルコースオキシダーゼという酵素が強い抗菌力を持つ「過酸化水素[*4]」を作るからだということが明らかになったのだ。

＊4　過酸化水素の抗菌作用は、光や空気、熱に対して不安定なので、はちみつは遮光《しゃこう》びんに保存するか、暗い戸棚の中に保管するのがポイント。

過酸化水素といえば、消毒液のオキシドールの成分である。小学生の頃、ひざを擦りむいて保健室へ行くと、オキシドールで消毒してもらい、傷口から白い泡がブクブク出るのを見ながら、しみるのが痛くて身をよじっていたのを思い出す。ところが同じ過酸化水素による消毒でもあら不思議、はちみつの場合は、傷口にそんなにひどくしみない。

しかも、先ほど言ったはちみつの糖分による保水性が、老廃物を含んだリンパ液の排出を促してくれる。水ぶくれができる前に素早く冷水で冷やしてはちみつを塗り、絆創膏か包帯をしておけば、水疱ができるのを防ぐことができる場合も少なくないが、たとえ不愉快な水ぶくれになってしまった場合でも、針穴から丁寧に水疱をぬいて「はちみつ包帯」をすれば、素早く治って跡形もなくなる。

膿やリンパ液を吸収して傷口を清潔に保ってくれる上、絆創膏や包帯を傷口からはずすときも、痛くないという優れものなのである。

そして、傷ややけどに限らず、膿やリンパ液が関係するような湿疹の症状を和らげるのにも、役立つ場合が多いようだ。我が家も、恩恵にあずかっている。

夫は子どもの頃から、手にプツプツとごく小さなかゆみのある水疱を伴った湿疹がときどきできる人なのだが、最近では、どんな薬よりも、はちみつをつけて絆創膏をはっておくのが、治りが速いと言う。すぐに乾いてかゆみが止まるよと言うのだ。

抗生物質が、効かなくなった耐性菌をやっつけるはちみつパワー

近年はちみつの抗菌作用に注目が集まるようになったのは、抗生物質が効かなくなった感染症による潰瘍で手足を失いかけていた糖尿病患者の治療に、思案投げ首の末「ヒポクラテスが言うように」はちみつ包帯を使ってみた医師たちから、きれいに治ってしまった！　という臨床報告がいくつも相次いだことが大きい。

細菌がはちみつへの耐性を持つようにならないかと実験してみても、そのメカニズムはまだはっきりとは解明されていないのだが、そうはならないのだという。*5

*5　主要参考文献㊸。

糖尿病にかぎらず、耐性菌による感染症は、今では世界中で大問題になっていて、毎年、とても多くの人が命を落としているらしい。応用の可能性はまだまだこれからの楽しみだが、今世紀に入ってはちみつは、まるで救世主のように、現代医療の現場に舞い降りてきたのだ。おばあちゃんたちが愛用していた、あのはちみつが。

ヒポクラテス先生の見解と感想、今後の医療への展望を今こそ聞いてみたいと思うのだが、それは叶わない。

未来の医療がどんなふうになっていくのか、少しでも見届けたいと思ったら、できるだけ長生きするよりないのかもしれないねえ、と思いつつ、ぺろりとひとさじのはちみつをなめる日々なのである。

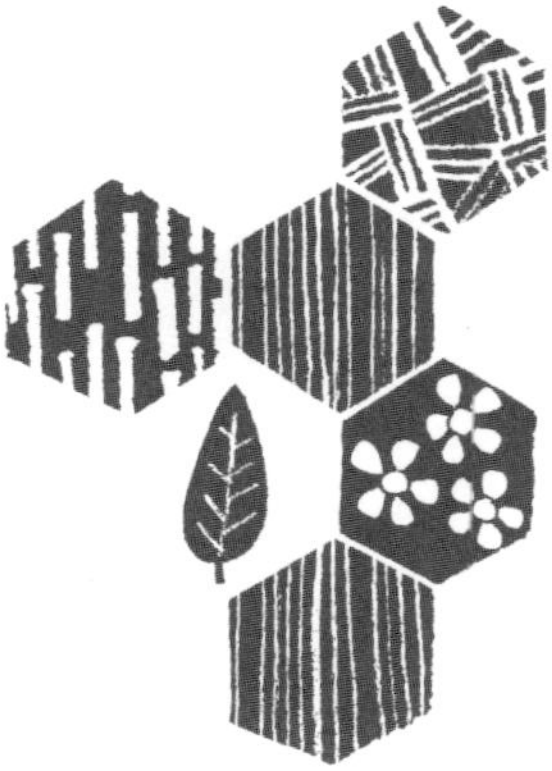

8.

はちみつパックとはちみつクレンジング

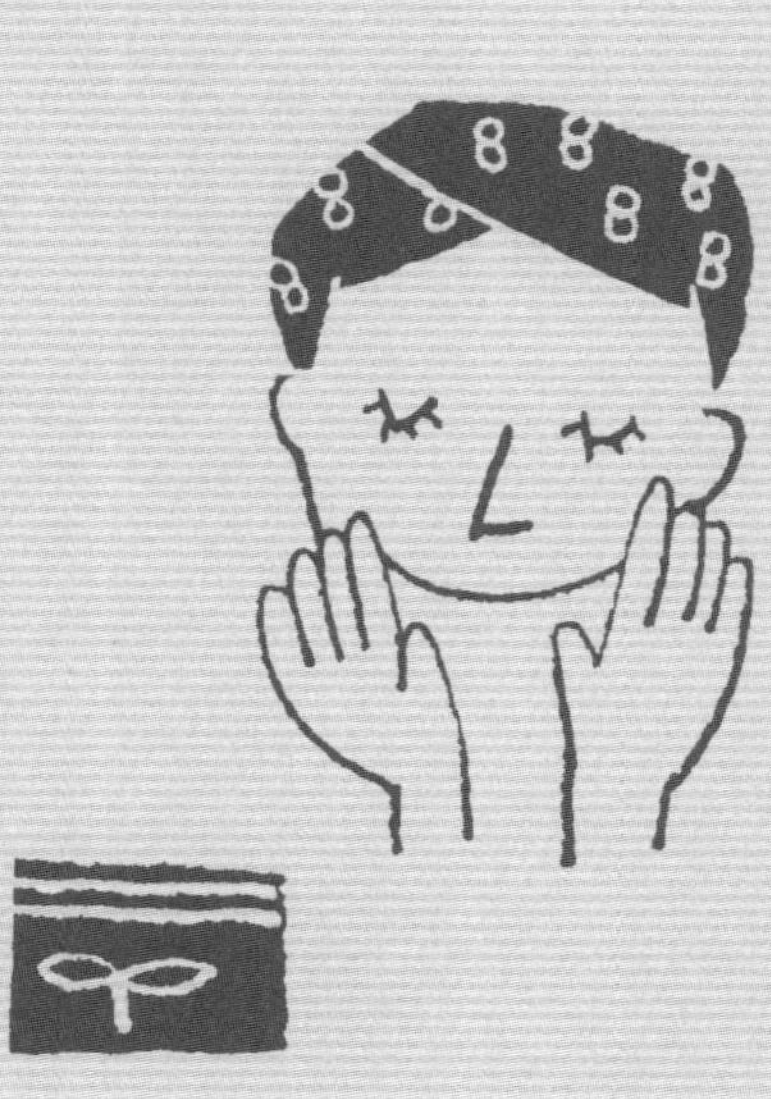

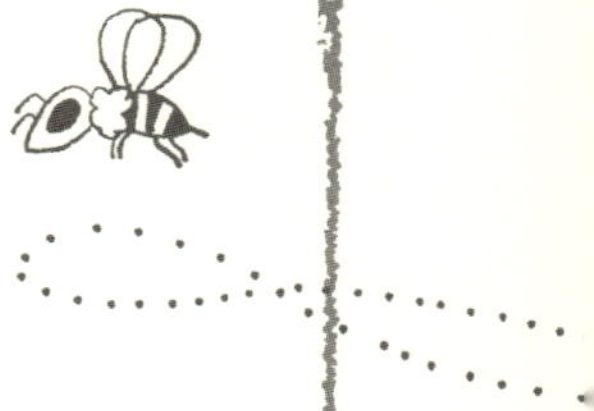

蜂蜜入藥之功有五。清熱也。補中也。解毒也。潤燥也。止痛也。生則性涼、故能清熱。熟則性溫、故能補中。甘而和平、故能解毒。柔而濡澤、故能潤燥。緩可去急、故能止心腹、肌肉、瘡瘍之痛。和可以致中、故能調和百藥而與甘草同功。

——『本草綱目』[*1]

25年ほど前の新婚旅行は、2ヵ月ほどかけて、東南アジア、中国で過ごした。

アメリカ人の夫は当時ドイツ文学が専門で、ヨーロッパで過ごした時間は長かったけれど、それまで日本を含めてアジアには全く縁遠かった。そこで、今までと違う場所をちょっと時間をかけて見てみよう、ということになったのである。

香港から広州に入ったときに、夫が微妙に身構える気配がわかった。シンガポール、マレーシア、インドネシア、香港のあたりまで時折目にしていた横文字がなくなった。漢字だけの世界に突入し、初めての異な感覚に、いきなりぞわぞわと襲われたようなのだ。

「まかせなさい！」と私は太鼓判を押して見せた。

「中国語はわからないけど、私は漢字は読めるんですからね。レストランでも食べたいものを何でもどんどん言って。ちゃーんと注文してあげるから」

鴨料理が食べたいという夫の要望に応えてメニューに「鴨」の一字を探し出し、出てきたのがあひるの水かきの煮付けを山盛りにしたひと皿だっ

＊1　明朝の開業医、薬草学者であった李時珍（1518〜1593）の編纂による本草学の集大成ともいえるもので、没後の1596年に出版された。日本には1607年に入ってきたが、本草学者の小野蘭山がまとめ、『本草綱目啓蒙』として1803年に刊行され、江戸期の薬学の発展に大きな影響を与えた。

たとき以来、夫の結婚生活への覚悟は決まったと言う。「まかせてはいられない」と。

確かにあのときは、功をあせってしくじった。

けれど、やはりそこは我々日本人。落ち着いてじっくり当たれば、漢文の謎解きにかけて、全く漢字を知らない欧米人に比べれば一日の長がある。

それが証拠に、冒頭にあげた16世紀、明の時代に書かれた生薬学の古典『本草綱目』の中の「蜂蜜」の説明箇所を、お茶でも飲みながらゆっくりながめてみてください。

たとえ、すべてを読み解くことができなくても、はちみつがいかに健康や美容に役立つか、脳みそにしみわたって来るような気がしませんか?

悪玉菌を殺し、肌を清浄にするはちみつ

洋の東西を問わず、古い文献に同様の効能が淡々と述べられているのを確認すると、ありがたみが増すのは確かなことだが、それに加えて科学的にその理屈が今日的に解明されてきているのを知ると、なるほどねえ、と

肌にいい理由がますます腑《ふ》に落ちる。

はちみつ軟膏のところで、耐性菌にも打ち勝つはちみつの抗菌作用について ふれたが、はちみつが発生させる過酸化水素による抗菌力は、悪玉菌だけを退治して、肌の上の善玉常在菌を傷めないとされている。

これって、にきびや吹き出物のケアにとっては、とってもすばらしい効用と言えるのではあるまいか。だって、原因となるアクネ菌や黄色ブドウ球菌の勢力拡大とのあくなき闘いが、にきびや吹き出物退治の要諦《ようてい》であると段々わかってきたのだから。

このことを意識するようになってから私も、何かの拍子にごく小さな吹き出物がぷつんと白い頭を見せたりしたときには、慌てずすかさず、洗顔後、指先ではちみつを付け、吹き出物の頭をはちみつの中におぼれさせるようにしている。

顔の一点をはちみつで光らせたまま外出するわけにいかないというときには、ラベンダーの精油を綿棒でつけて対処するが、どちらもきれいに治るものの、はちみつの方が治りがスピーディなのは確かだ。

きれいに跡形なくなるまで、私の場合、ラベンダーが2日、はちみつの場合1日という感じである。

そしてたとえ、にきびや吹き出物に全く悩まされていないとしても、はちみつを、汚れを落とすクレンジングに使ったり、はちみつパックやトリートメントをしたりするのが、肌を清潔に保つのに役立つことは、もはや、不思議でもなんでもないだろう。

とてもシンプルな はちみつクレンジングの方法ふたつ

一番てっとりばやいのは、普段の自分に一番合った洗顔のあとで、引き続き2度目のクレンジングに純粋な天然はちみつをそのまま使うことだ。

ざらざらしては気持ちよくないので、結晶化していないとろーりとした液状のはちみつを使う。お気に入りのはちみつが結晶しかけているなら、60度の湯で湯煎《ゆせん》にかけるか、びんごと60度ぐらいの湯につけて気長に待つ。

いずれにしても、生のはちみつの、生きた酵素の働きを殺してしまわないためにも、はちみつ自体の温度が40度を超えないように気をつけたい。

適量（小さじ2杯ほど）を手に取って、顔全体にたっぷり塗りのばし、手のひら全体で隅々まで、残った汚れを浮かせるようによくなじませながら、ゆっくりとなめらかな感触を楽しもう。

こんなに気持ちいいのに、肌の上にいるやもしれぬ目に見えない悪玉菌を強力に退治してくれているとは！

頃合いをみて洗い流せば、はちみつクレンジングは終了だ。

はちみつの糖分の保湿力で、洗い上がりは柔らかく、きめ細かな感じになる。

肌の表面が細かくあれていたりすると、すこーしヒリヒリした感じがするかもしれない。あるいは、目にはちみつが入ると、しみることもある。でも、ご心配なく。はちみつは粘膜の炎症にも抜群にいいとされていて、後でふれるが、目薬として使われることもあるぐらいなのだ。

もう一つ、別の簡単な方法は、普段の洗顔、クレンジングに使っている石けんやオイルを手に取り、そこに小さじ1杯ほどのはちみつを足して混ぜて使うというものだ。必要な時は、これを2度繰り返す。

この場合、はちみつ化粧水（106ページ）で仕上げるといいだろう。

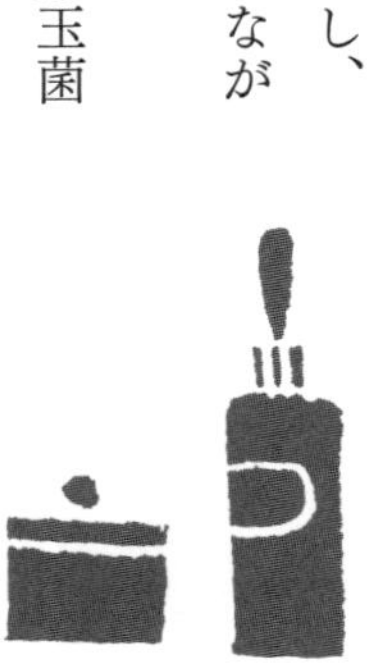

はちみつが、しみ、そばかすに効き、肌を白くすると言われてきたわけは？

ヨーロッパでは、「はちみつがそばかすにいい」とか、「はちみつには漂白作用がある」というのは、「昔から女たちに伝わる美容の智恵」レベルでは、実はよく言われることである。

だから、金髪のトリートメントにはちみつ、黒髪のトリートメントには糖みつ（黒みつ）がいいとは広く知られていることだし、日に当たったあと、はちみつ化粧水＝ハニーウォーターでケアをするといいというのも、考えてみれば、同じ言い伝えにまつわることなのかもしれない。

でも、「漂白作用」とまで彼女たちが言い伝えてきたのはどういうことなのか？　まさか、はちみつが過酸化水素を発生させるからと言って、過酸化水素で漂白させる「酸性漂白剤」みたいな作用のことを指していたわけではないだろうねえ、とは思うのだが……。

いずれにしても、しみやそばかすが消えるにしろ、あれた肌が元通りになるにしろ、傷んだ古い細胞が代謝され、再生した健康な新しい細胞にとって代わられることが不可欠だ。肌のきめがなめらかに整えば、でこぼこのないきれいなカーブを描く肌の表面は、光を反射して白く見える。

はちみつが傷を速く治すということは、細胞の再生を促すパワーにあふれているということだから、それが女たちに言い伝わる「はちみつの美白作用」の秘密かな？　と今のところは考えているのですが、どうでしょう。

はちみつフェイシャルパックの即効性とお風呂でのはちみつトリートメント

これからすぐに出かけなければならないのに、どうも今日はお化粧ののりがよくなさそうだな、うーん、困った！　というようなときの救急パックが、たった1、2分でできる「はちみつのフェイシャルパック」だ。

洗顔後、まず化粧水を肌にしっかりしみこませる。好みの天然はちみつ小さじ1杯にオリーブオイル（乾燥肌向き）やローズヒップオイル（脂性肌向き）など、好みの美容オイルを5滴、手のひらで合わせ、よく混ぜる。

そして、たっぷりと水分を含んだ肌全体に塗りのばす。1、2分置いてからぬるま湯で洗い流せば、肌のきめがとりあえず整って、メイクがちゃんとのるようになる。この即効フェイシャルパックで、今まで何百回助けられてきたかわからない。

でも、大好きなはちみつを心ゆくまでゆっくり味わいつくしたいと思ったら、そんなバタバタしたシチュエーションではなく、やっぱりお風呂だ。

湯船にからだを伸ばしてのんびり。

洗顔をすませた顔には、とっておきの天然はちみつが塗ってある。

先週はシチリアのレモンのはちみつだったが、今日は熊野《くまの》の日本ミツバチが集めた和蜜だ。このマスカットのようなみずみずしい香りと味を、ハチたちはいったいどうやって醸し出すのかしらねえ、と夢見心地で目を閉じてぼーっとしている間に、肌の表面では善玉常在菌がさぞや元気に飛び跳ねているのであろう。

湯船から出るときに、顔の上のはちみつをからだ全体に塗りのばし、軽くすすいでから上がれば、湯上がりの肌はすべすべだ。

温泉に行ってもこれはできない。我が家ならではの贅沢《ぜいたく》なのです。

9.

はちみつ目薬

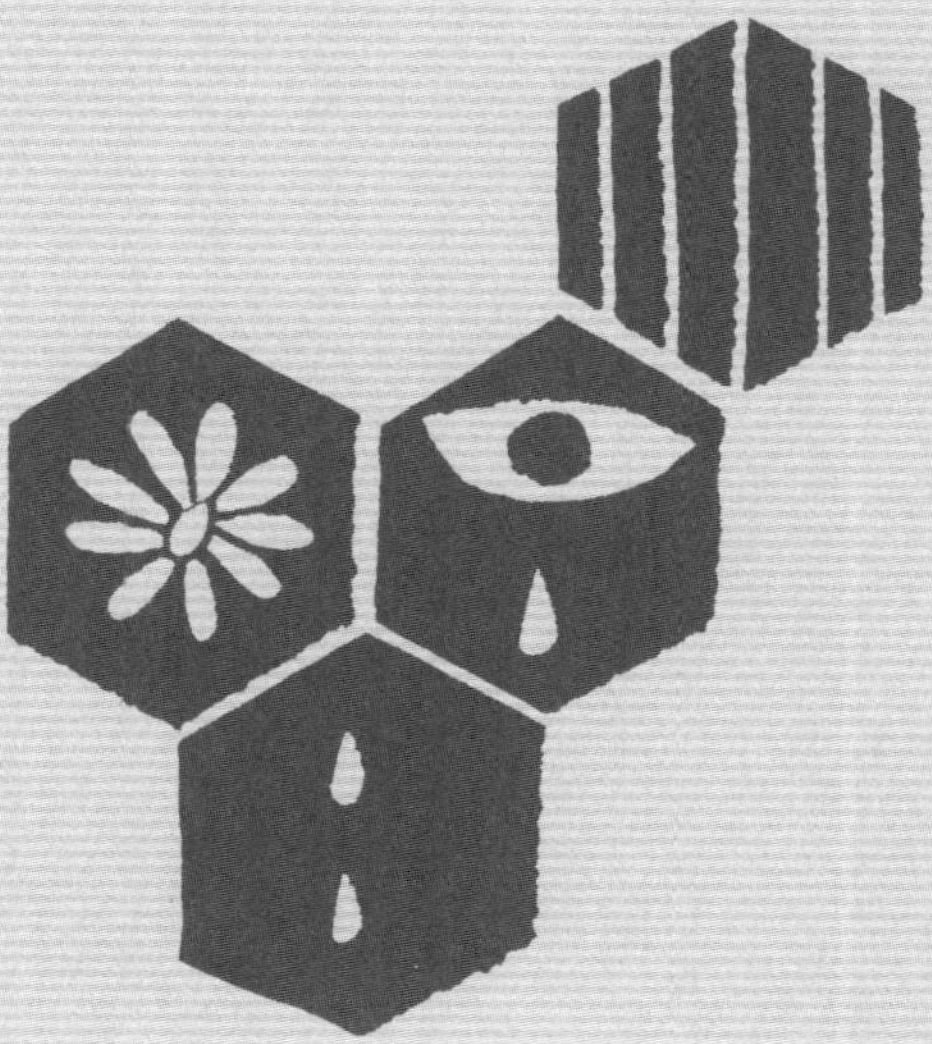

白内障治療のための点眼薬としてハリナシバチハチミツが伝統的に使われてきたとは、なんと思いがけなく、魅力的な事実でしょうか。これはマヤ文明の薬局方にも言及されている古代アメリカ先住民の伝統なのです。

――パトリシア・ヴィット

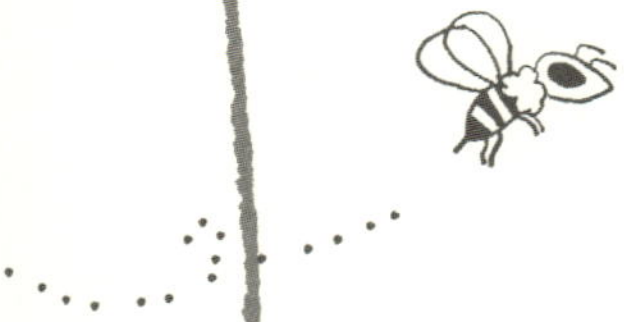

はちみつが、昔から世界中いろいろなところで目の薬とされてきたということは、手元の本をぱらぱらめくったときに目にしたり、耳学問では知っていた。

たとえば、紀元前千七百年頃のエジプトの文献に、「目の治療薬として、イナゴマメのさやを発酵した蜂蜜に入れて挽きつぶし、それを目につける」とある。これを『ファラオの秘薬　古代エジプト植物誌』[*1]という本の中で初めて見た20年ほど前には、「イナゴマメって何？」と頭の中をハテナがたくさん駆け巡ったものだ。

ところが8年ほど前になってやっとそれは、カロリーが低く、鉄分やカルシウムなど栄養価の高いスーパーフードとして、アメリカのグルメ自然食ブームの中で話題になっていた「キャロブ」という地中海地方原産のマメ科の植物のさやの果肉だということがわかった。

甘みがあり、カフェインを含まないのに風味や色がチョコレートに似ているということで、砂糖を使わなくてもココアやチョコレートの代替品になる美味しいお菓子の材料として大人気。最近は日本でも、挽いたパウダー状のものが自然食品や製菓材料として手に入るようになっている。ココ

＊1　主要参考文献⑫。

アパウダーみたいなキャロブパウダーは、そのままでも食べられるし、確かにお菓子作りに使うとなかなか楽しい。

しかし、その正体がわかったからと言って、これを発酵したはちみつと混ぜてつけると目がよくなるよ、ファラオの秘薬だし……と言われても、「そうかそうか」と目に入れてみる勇気はなかなか出ないものである。

古代エジプトの医学文献には現代医学に照らし合わせてなるほど、と理解できるものも多いが、医術と呪術《じゅじゅつ》にあんまり境のないところもあったのでは、と思えるところも少なくない。「昔からいいというものは、やっぱりいいんだね！」と単純に言えないことも多いのである。

いや、そもそも、イナゴマメの粉を省いてはちみつだけにしたところで、それをどろりと目に入れるのは蛮勇だとしか思われないのだった。

しかし、古代エジプトばかりでなく、インドのアーユルヴェーダでも、ピュアな天然はちみつそのものを、白内障や目のけが、疲れ目などの治療に目薬として使うという。

はちみつは、食べても入れてもいかにも目によさそうですよと、いろいろなところから繰り返し、漏れ聞こえてくるのである。

私も、仕事でパソコンのモニターの真ん前に座って過ごす時間は長く、目は常に乾燥しがちだし、慢性的に疲れがたまっていることは間違いない。生理食塩水を目薬にしてドライアイに水分を補給する以外に、いいケアの方法はないだろうか、もともと近眼だし、これから段々年をとって、もっと見えにくくなっていったら困るよねえ、と常々気にはなっていた。

「はちみつは粘膜の修復にいい」ということは知っている。

それでも今風の目薬しか実際に見たことがなかった私には、どろっとしたはちみつを目に入れてみる勇気はどうしても出なかった。

はちみつを使った現代の医師たちによる目の治療報告がまとめられていたある本にじっくりと向き合うまで、そして、疲れ目や視力の低下をなんとかしたいという自覚が、いよいよつのってくるまでは。

白内障、角膜炎、結膜炎の治療報告、そして目の老化現象や充血、疲れ目に

あるとき、視力がガタッと落ちたのを自覚するできごとがあった。

ひょんなことで目に異物が入って表面に傷ができてしまったのだ。それ自体は大事にいたるようなけがではなかったが、眼帯をしているので、パソコンのモニターを見ていても、元気な方の目もすぐに疲れてしまう。「はちみつは傷や疲れ目にいいんだよねえ」と例によって思い出しはしたものの、この段階でも正直、けがした目の中にはちみつを入れてみようとは、とても思えなかった。

ところが1週間ほどしてけががすっかり治ってから、私は改めて愕然《がくぜん》としたのだ。けがの前からこの数日で、両目とも確実に視力が落ちている！

このまま放置はよくないかも……。

私はある一冊の本を引っ張り出した。ずっと手元にあったとはいえ、これまではこの本を耳学問で読んでいた。今度はもしかすると、実践者になるかもしれない構えで改めて読んでみるのだ。

『ハチミツと代替医療　医療現場での可能性を探る』[*2]というその本には、主に傷や粘膜の治療に病院でどのようにはちみつが使われているかの報告や、はちみつが持つ抗菌作用、免疫増強作用、抗炎症、抗酸化作用、細胞増進促進作用の仕組みなどが研究論文としてまとめられている。タイトル

＊2　主要参考文献⑲。

に「代替療法」とあるが、はちみつを使った治療に科学的な視点を当てようとする医療研究者たちの試みの例と言っていい。日本語訳も、ちゃんと医学的校閲を経ている。

目の病気や傷害に関する情報を探しながら読んでいく。目も粘膜の話だからか、やはり胃の潰瘍や口内炎と同じぐらい、はちみつの得意範囲であるらしい。

冒頭（１３６ページ）に引用したパトリシア・ヴィットさんは、この本の著者のひとりである。彼女は、南アメリカでは古代から白内障にはちみつが使われてきたと述べているわけだが、現代でもベネズエラやメキシコ、ブラジルでは白内障治療に病院ではちみつが使われていると言っている。

ハリナシミツバチとはあまり聞かない種類だが、その貯蜜ポットである巣房は、普通のミツバチのようにみつろうでできているのとは違って、プロポリスでできているらしい。そのためにプロポリスの抗菌性有効成分がはちみつにしみこんでいて、一般のミツバチのはちみつより、病気の治癒効果が高いとされている。[*3]

ニュージーランドのマヌカハニーを「医療用はちみつ」として金字塔の

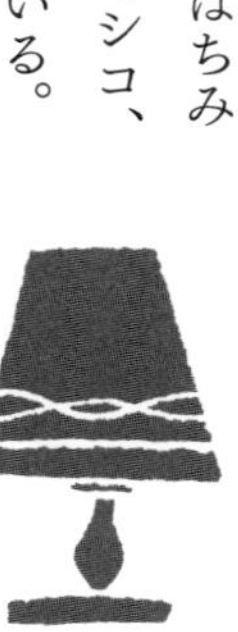

＊3　「ハリナシミツバチ類の産出する有用機能性物質の機能解明と利用」という課題の２００６年の研究について、国立研究開発法人農業・食品産業技術総合研究機構のホームページに概要が報告されている。

位置につける研究をしたピーター・モラン博士は、同じ本の中で、一般的なはちみつ治療の解説として、インドやロシアでの角膜炎や結膜炎治療にふれている。

インドやロシアで使われているのは、ハリナシミツバチやマヌカの蜜ではなく、地域で通常手に入るミツバチの天然はちみつだろうと思うが、それでも抗菌、抗炎症、抗カビ作用がちゃんとあり、結膜炎や角膜の感染炎、目のやけどなどに処方されているとある。

なんと言っても、それまで試してみる勇気の出なかった私の背中を「ほうらね」と押してくれたのは、そこに載っていた一枚の写真であった。結膜炎の患者の大きく開いた目に、はちみつを点眼しているところだ。エジプト、インド、南米、ロシア、ニュージーランド。

こんなにあちこちの大陸で、古代から今まで綿々と、人々が目にはちみつを入れてきたと言うのだ。やってみてどうなったとしても、きっと大事にはいたるまい。

何より今や、我が両眼はよれよれの状態だ。そうでなくても最近目の疲れが少しずつひどくなってきたし、あんまり遅くまで仕事をすると、朝起きたとき、まだ目が重く感じられることもある。「若年性白内障」などということばもあるぐらいだし、突破口があるなら、そうなる前に、できる用心はするべきかも。

　そういえば、アメリカ西海岸のある自然食品店に置いてあった雑誌の特集で、アーユルヴェーダのお医者さんが、

「別に目のけがや病気でなくても、単なる疲れ目や充血、白内障の予防にもとてもいいのですよ。白目をきれいな白にする美容効果もあります。かなりしみてたくさん涙が流れ出ますが、それが目にいいのです。目を洗浄、解毒し、水晶体に栄養分を与える効果もあります」

　とインタビューに答えている記事を見たことがあった。その時は「ふーん」ですませてしまったが、一生のうち、私の目とはちみつが出会う機は、今こそ熟したのではないだろうか、よし！

目に湿布をしたような気持ちよさ

　ロシアの方法だと、はちみつを20パーセントから50パーセントほどに水

で薄めて使うことが多いようである。市販されているアーユルヴェーダのはちみつ目薬も、はちみつの分量は50パーセントから70パーセントぐらいで、あとはハーブなどが加えられていることが多い。

一方でベネズエラでは、はちみつを薄めず、そのまま使うという。

私は、できるだけ準備や保存などに手間のかからない方法を選択するくせがあるので、はちみつそのままをストレートに点眼することにした。手順や道具を省く方が、清潔も保ちやすい。

ハリナシミツバチのはちみつに、独特のプラスアルファの抗菌作用（プロポリスによる）があるように、マヌカハニーにも、他のはちみつにはないメチルグリオキサール（ＭＧＯ）という独特な抗菌成分があり、それが治癒力の高さの理由とされている。そこで、目薬としては、日本でも手に入りやすくなってきた医療グレードのマヌカハニー[*4]を使うことにした。ミネラルが多く含まれていることも目にいいようである。

点眼の方法として一番簡単で確実なのは、綿棒を使うことだ。ただし、綿棒はくれぐれも清潔に保管し、はちみつも食べるものとは容器を分けて、暗い戸棚の中にしまうか、点眼用はちみつ専用の遮光びんを用意する。

＊4　活性度ＵＭＦ10^{+}（ＭＧＯ　２６０）以上のマヌカハニーが一般に医療グレードとされている。

綿棒の先の方にはちみつをのせ、鏡を見ながら下のまぶたか眼球の下側の表面に、ちょんちょんと1、2滴を、当てるように、置くようにしてつける。そして目をぱちぱちさせて全体によくなじませる。

「わー、しみる!」という感じが、さーっと広がり、そして涙がぽろぽろぽろぽろと流れ出す。目に湿布を当てたような感じなのだが、そのしみ方が不思議にすばらしく気持ちいいのだ。くせになる感覚である。

しばらくは目が赤くなるが、5~10分ほどで、しみるのと充血がおさまってくると、目がすっきりはっきりし、白目の透明感が増す。目の中の汚れや不純物が清《すが》しくさっぱり流されて、眼球が奥まで洗浄されてきれいになったような気がするのだ。

自分の涙で目を洗う

ドライアイに生理食塩水や一般的な目薬などでいつも水分を補給する癖がついてしまうと、目は自力で涙を出す能力が衰えてしまうと言われる。

その点、はちみつ点眼なら、自然に涙を出してそれで目をうるおすことができるし、目の洗浄まで自分の涙でまかなえるわけだ。紫外線や放射線で目が弱りかけても、炎症を修復する働きがあるので、粘膜を癒やし、楽にしてくれるというわけである。[*5]

朝起きたときは目を洗うためにはちみつ点眼をし、夜寝る前には昼間の汚れを洗い流して水晶体への栄養補給をするためにはちみつ点眼をする。調子がよくなってくると、朝か寝る前のどちらか1回だけでも、十分間に合っている感じである。今や、目の酷使の程度によって、感覚で頻度を調節できるまでになった。

いやー、あの時、決心してよかったな、としみじみ思えることが一生のうちにいくつかあるとすると、私にとって、迷いを振り切ってはちみつ点眼に踏み切ったのは、確実にそのひとつであったと言える。

眼精疲労はほぼ過去のものとなり、起床時のまぶたも確実に軽くなった。

私の様子をしばらく横目でじーっと見ていた母をはじめ、幾人かの知り合いたちも、効果を目の当たりにするや、はちみつのついた綿棒を手に、鏡の前に立つようになった。はちみつ目薬のファンは日々確実に増えつつある。

＊5　花粉症や黄砂の季節に「はちみつ点眼」をして涙で目を洗うという人もいる。また、目だけでなく、鼻炎やドライノーズのような鼻の粘膜症状のケアにも、天然はちみつを直接患部に塗ると、いい結果をもたらすこともあるようだ。原因が花粉症であれ、ドライノーズであれ、鼻の粘膜が荒れたり、傷んだりした場合、綿棒（奥の方まで届かせるには子ども用の細いもの）を使って、天然はちみつを鼻腔に塗ると、抗菌、抗炎症作用がある上、乾燥も防げて、不調が楽になる場合も多いようである。

ただですね、我が夫はまだためらっていて、はちみつ点眼に踏み切れないでいるのです。私が綿棒を使う様子を見ながら、いまだに「うーん、こわい」と言う。ぽろぽろ涙を流すのを見て首をふる。

あなたも泣いちゃえばいいのに。気持ちいいのになあ。

ともに泣ける日はいつ、と思い描く毎日なのだ。

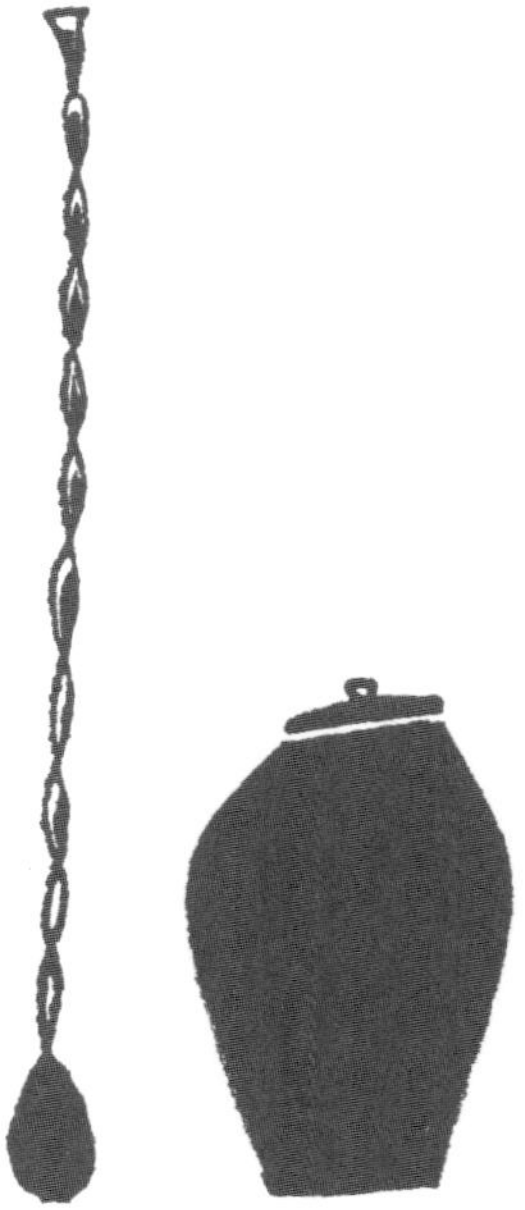

10.
はちみつの胃薬

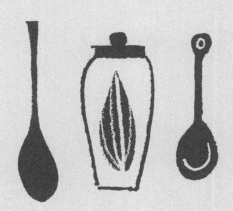

多種類のはちみつの中で、胃炎・胃十二指腸潰瘍の改善に強い効果を示すのが、「そば」や「栗」、「冬青《そよご》」*1のはちみつと言われています、これは、亜鉛の含有量が多いからと言えるでしょう。現在、効果的な医薬品が開発されているため、はちみつで治そうというかたはほとんどいませんが、はちみつで胃潰瘍が治ったと喜びの声を聞くことは、20年前まではそうめずらしいことではありませんでした。

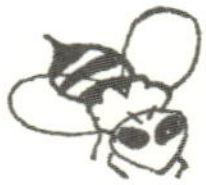

――養蜂家・医師・宇津田含博士

「医療用はちみつ」というジャンルが、近年急速に注目を集めるようになった流れを、大きなできごとを柱に、ざっと振り返ってみよう。[*2]

ニュージーランド、ワイカト大学のピーター・モラン博士が、「マヌカハニーは、他のどんなはちみつにもない特別な治癒成分を持っている」[*3]ということをプレスリリースで発表したのは、１９９１年のことだった。

２０００年には、イギリスの５つの病院で行われていた難治性潰瘍の治療の取り組みについてリポートされたＢＢＣのテレビ番組の放送があった。これは、イギリス中に旋風を巻き起こしたという。

と言うのも、番組中インタビューを受けたアーロン君という少年がいて、髄膜炎による感染症で足先と手の指先のほとんどを失うという経験をしていた。

９ヵ月間、どんな治療を施しても進行を止められないと医師団も行き詰まったあげくに、マヌカハニーを塗ることで９週間のうちに完治したという、そのエピソードが驚きをさらったのだ。

折しも抗生物質が効かなくなってしまった耐性菌の問題が大きくなりつつあった最中のこと。耐性菌による感染症や、薬の副作用の問題に救いの

＊１　モチノキ科の常緑樹で関東より南の山地で6月頃開花する。雑木林で他の花と混ざることが多いので百花蜜になるのがほとんどだが、単花蜜は結晶しやすく、コクのある味わい。

＊２　主要参考文献①。

＊３　このマヌカ特有の成分「ユニークマヌカファクター（ＵＭＦ）」から来る抗菌能力を特に数値化し、特有の活性度指数として、マヌカハニーのパッケージに5^{+}、10^{+}、20^{+}などと表示されるようになった。例えば、「10^{+}」とは、消毒液であるフェノールの10パーセント希釈液と同等以上の抗菌作用を持つことを示す。病院で皮膚や医療器具の殺菌消毒に使われる消毒液は2パーセントのフェノール希釈液。

手を差し伸べるように登場したのが、「医療用はちみつ」だった。

その後数年間に、ドイツのボン大学付属小児病院で、小児がん治療の化学療法で免疫力が弱ってしまった子どもたちの傷の治癒に、通常の消毒方法や抗生剤よりもはちみつの方が効果を上げているということが知られるようになったのも、大きい。[*4]

その上、2008年にマヌカハニー独特の強力な抗菌作用を持つ成分がメチルグリオキサール（MGO）という物質であるということ[*5]をつきとめたのが、ドレスデン工科大学のトーマス・ヘンレ博士だったから、以降、ドイツはニュージーランドと並んで、「医療用はちみつ」研究の先頭に立つことになる。

病院や診療所で使うためにマヌカハニーを塗布して包装した包帯や絆創膏、はちみつを薬として摂りやすいパッケージに詰めたり、トローチにしたものなど、医薬品としての製品も次々開発されるようになった。

また、マヌカハニーに限らず、はちみつを昔から医薬品として扱っていた伝統のある中近東やネパール、インドなどでも、地域で手に入る良質な天然はちみつの成分や効能を科学的に明らかにし、積極的に医療に応用し

＊4　主要参考文献㊸。

＊5　「ユニークマヌカファクター」の実体が、「メチルグリオキサール（MGO）であると判明してからは、マヌカハニーのパッケージの表示には、実際に含まれているMGOの分量を示す数値を表示する方法へ移行しつつある。ちなみに、MGOは、光にも熱にも強い。また、マヌカ以外のはちみつでは、特有の成分があるのか、あればそれは何なのかが、まだ区分できないことが多い。そのため、はちみつが一般に共有する「過酸化水素」などによる抗菌作用をすべて含め、そのはちみつ「全体の活性度」を示す数値としてTA（トータルな活性度）を表示した製品もある。

ていこうという動きが、活発になってきたようだ。

伝統医学や薬草学の分野ではもちろんだが、2008年以降、ざっと見ただけでも、口内炎、特にがんの放射線治療の副作用で起こる難治性口内炎、咽喉内潰瘍の予防や治癒に、はちみつを内用、外用で処方し、成果を上げたといった医学論文などが、こうした国々から出てきている。[*6]

*6 主要参考文献㊽、㊾。

日本のはちみつ博士はいずこ

こんなふうに「医療用はちみつ」の流れを追ってみると、日本にも、いろんな病気の治療にはちみつを使うことについて一家言あるお医者さんが、いてくれたらなあ、と思わずにはいられない。

今でもはちみつは一応、日本薬局方にも指定された立派な医薬品なのだし、使い方も難しくない。

専門的な研究成果や臨床報告の例が日本でもいっぱい出てきたら、私たちが普段の健康管理、ちょっとした不調をいなすための、ヒントの宝庫になるんだけどな……と思う。

日本だって今、医療現場で抗生物質が効かない耐性菌による感染症の問題は深刻になっていると聞く。はちみつの出番はいろいろありそうな気がするのだが。

現代に現れし日本のヒポクラテスみたいな、はちみつ博士出《いで》よ！

……と思ったときに思い出したのが、冒頭の文章だ。

10年ほど前、ある友人が「あなた、こういうの好きそうよ」と言ってプレゼントしてくれた『はちみつで元気を手に入れる』（「家庭画報別冊」2004年刊）[*7]の中で見たもので、その医療監修を担当された先生の見解である。

この方は医学博士でご自分も養蜂をされている。ヨーロッパには、お医者さんで養蜂が趣味、という人はけっこういるが、この先生は養蜂家の2代目ということで、ハチのことは本格的だ。はちみつを使った患者さんのケア、生活指導の知識、経験などを豊富にお持ちのようである。その証拠に、はちみつの内服の仕方のアドバイスがとっても具体的で腑に落ちる。

胃炎や胃・十二指腸潰瘍の症状を改善するためにはちみつを摂るなら、胃壁全体にはちみつを行き渡らせるのがポイントだという。そのためには、

＊7　主要参考文献⑳。

「起床後、空きっ腹におちょこ1杯のはちみつを生のままのみほします。そして横になり、はちみつを胃壁全体に塗りつけるようにゴロゴロとゆっくり転がります。そして30分は何も口にしないことが肝心です」と丁寧にアドバイスされている。

この時期（2004年）に、「現在、効果的な医薬品が開発されているため、はちみつで治そうというかたはほとんどいませんが……」と言っておられるのは、時代の変化が感じられて、とても面白い。今思えば、この先生の治療法は時代をうんと先取りしたものだったのだ。

というのも、10年後の今や、病院で処方された抗生物質では胃の中のピロリ菌を退治することができずに、はちみつに頼って治す人が、世界中でどんどん増えつつあることは疑いようがないからだ。

実をいうと海外だけでなく、日本の知り合いの中にも、ひとり、ふたりと言わず、そうした人がいる。彼、彼女らは、はちみつを飲み込んだあと、ゴロゴロ転がることまではしていなかったと思うが、それでも、寝る前の天然はちみつ（人によって大さじ1杯だったり小さじ1杯だったり）、起きてからの天然はちみつ（こちらも人によって大さじ1杯だったり小さじ

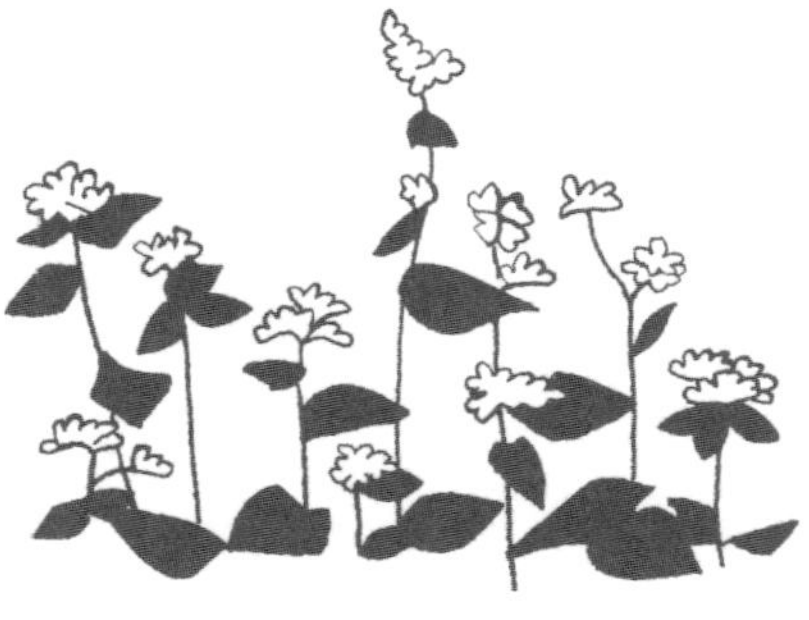

1杯だったり）を続けることで、抗生物質で退治できなかったピロリ菌を見事にやっつけた。

「検査したら、なくなってたよー！　お医者さんに、何かした？　って聞かれちゃった」と、何度かきいたから、たぶんお医者さんたちも、うすうす、はちみつパワーの存在には気づいていらっしゃるのではないかしらん。

ただの消化不良や胃もたれにも

私自身は胃潰瘍になりかけたことはない。だが、たまの消化不良や胃痛、胃もたれ、あるいは、このまま寝ちゃったら明日は胃が重いぞ、というようなときに、天然はちみつのひとさじが大活躍することは何度も体験して知っている。

また、小さじ1杯の天然はちみつに薬局方のはっか油を1滴落として爪楊枝などでよくよく混ぜてから飲みくだす「ひとさじのはっかのはちみつシロップ」は、我が家では、食べ過ぎで胃が重いときの頓服《とんぷく》的な胃薬だ。口も胃も、すーっとして、胸の中まで軽くなる。

ピロリ菌退治には「医療用はちみつの草分け」マヌカハニーが大人気のようだ。

けれども、ものによって多少の程度の差はあれ、加熱や添加物のない純粋な天然はちみつであれば、胃薬としてちゃんと効き目があるというのが実感だ。

宇津田先生が胃薬としてすすめておられる「そば」や「栗」、「冬青《そよご》」のはちみつというのは、天然はちみつの中でも、胃の粘膜を強くすると言われる亜鉛をはじめ、ミネラル分を豊富に含んでいる仲間である。天然はちみつも最近はよりどりみどりだが、同じものでなくても、求める効能を考えて性質の似たものを選ぶように意識するのがコツだと言える。

はちみつは環境の忠実な鏡でもあるから、薬として摂るなら、産地の公害や農薬の状況、製造過程などにも、心配りをする必要があるだろう。

夢見る日本のメディカルハニー

南米の熱帯地域にいるハリナシミツバチというちょっと変わったハチの

話に「目薬」のところでふれた。みつろうでなくプロポリスでできた貯蜜庫の中にはちみつを貯めるので、飛び抜けた抗菌作用と効能を持ち、白内障に抜群に効くらしいという話である。

それを言うなら日本にだって、国内でも少数派の変わったミツバチがいる。西洋ミツバチとはまるで性格も違うという日本ミツバチだ。西洋ミツバチよりずっとおとなしいのに、害虫や病気にはとても強いという。のんびりと時間をかけて花蜜を集めるので採蜜量は少なめだが、結果的に蜜が長い時間巣にとどまるため、水分がよく飛んで熟成が進み、旨みの増した美味しい蜜が採れる。

それに、日本独特の植物や産地で摂れたはちみつには、西洋ミツバチのはちみつであっても、知られざる特徴があったとしてもおかしくない。

もしかすると世界がびっくりするような、すごくユニークですばらしい効能の「医療用はちみつ」が、日本にも隠れているのではないか。

そんなワクワクする夢想をやめられないのだ。

11.

はちみつとビタミンCで、見えない敵と闘う——*1*

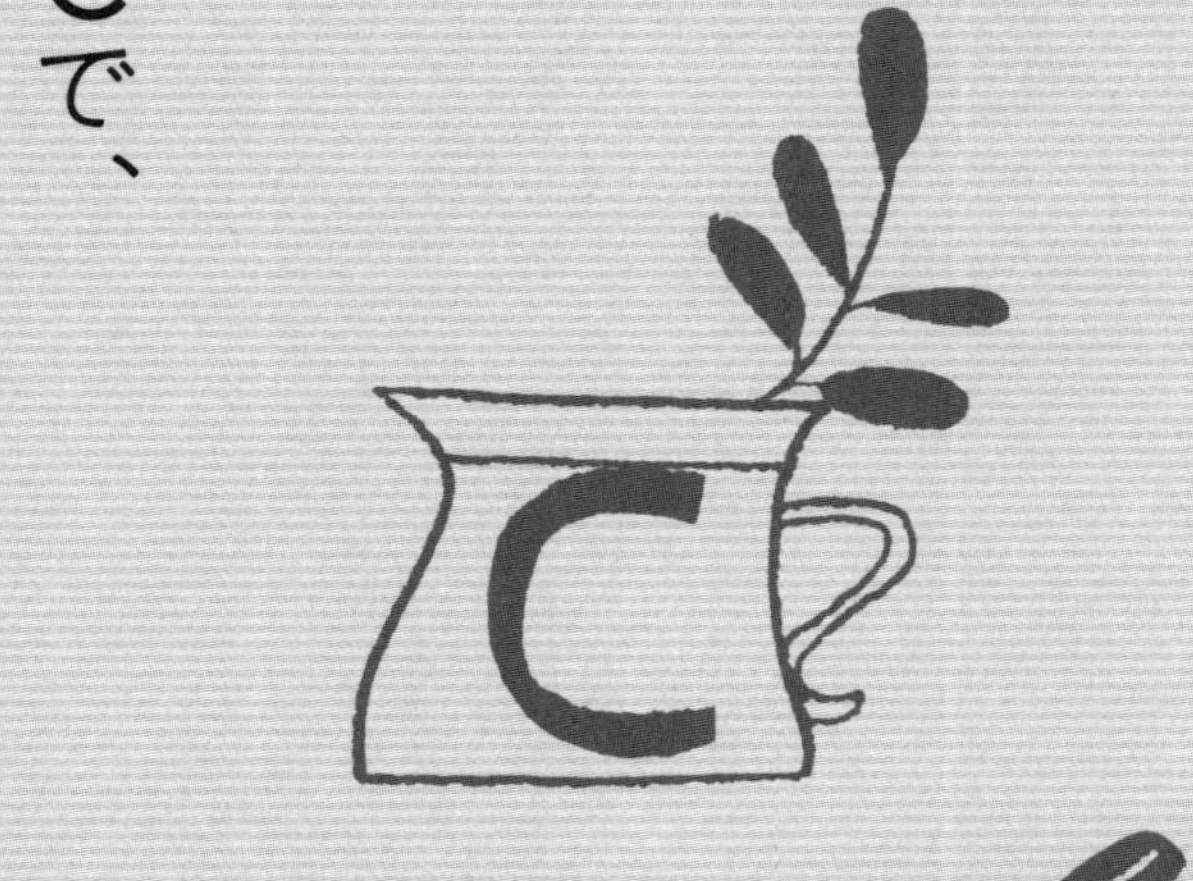

世界をもっと幸せで、
うんと明るい場所にできるだろうと信じているの。
「化学」という自然の道具箱を生かし切ることで。

――ハニーレモン　「Disney Wiki」英語版より

古い本に伝わる伝統料理の作り方を、ページを繰りながらじっくり読むのはとっても楽しい。

だが、世界のどこかで誰かが今日も、飛びきりの新しい味を編みだしてはいないだろうかと、舌なめずりをしながら食材の名前でレシピの検索をするのも、大好きな余暇の過ごし方のひとつだ。

ネット上で、はちみつ（honey）とレモン（lemon）の組み合わせで検索したら、ある時期、ヒーロー物のアニメ映画[*1]に登場するらしい「ハニーレモン」という名前のキャラクターに遭遇するようになった。

すらりとした、ちょっぴり猫背のかわいい女の子でいつも前向き。明るく冒険好きな化学の天才という設定らしい。世界に散らばるアニメファンたちが、ブログ上で工夫を凝らしたハニーレモン嬢のコスプレや、人形など自作のグッズを披露したりしている。

そして、冒頭のことば（日本語訳は筆者）が彼女のせりふなのだろうか、英文でよく引用されているのだった。

興味を引かれ、へー、どれどれ、いったいどんなシーンでこのせりふが飛び出すのかなと、ちょっぴりワクワクしながら原作のアニメを見てみた。

＊1　2014年、アメリカ、ディズニー制作のアニメーション・ファンタジー映画で、邦題は『ベイマックス』。原題は、『Big Hero 6』。

すると、確かにハニーレモン嬢はいきいきとかわいらしいキャラクターだったが、ファンの子たちが盛んに引用しているのに、残念！　肝心のせりふが一度も映画の中には出てこない。

不思議に思って出典を確かめてみると、映画会社のキャラクター紹介ページにたどり着いた。どうやら例のせりふは、キャラクターの設定をする中で、考え出されたことばのように見える。

いずれにしろ、ストーリーはロボット工学や化学研究の最前線という舞台設定なのに、「はちみつとレモン」という古風な組み合わせが、悪と闘うスーパーヒーローの名前になっているのが面白い。

昔から伝わる暮らしの智恵が持つ底力は、いつの時代も侮れないわけである。

「病気の予防や治療にビタミンC」という一般的な習慣

明るく元気でへこたれず、人の痛みに共感する優しさと、スリルと実験大好きの旺盛な好奇心を併せ持つハニーレモン嬢が、冒頭のせりふを体現していることは間違いない。

彼女が信じていると言うように、化学という自然の道具箱を生かし切ることで、世界をもっと幸せで明るい場所にしようと志した人は、これまできっと少なくなかっただろう。

たとえば、「ビタミンC博士」と呼ばれるアメリカの生化学者、ライナス・ポーリング博士が残してくれた功績の輝きはとても大きい。

博士はその他にも化学者としてさまざまな業績を残した人だが、ごく普段の私たちの生活にシンプルに役立つありがたさという意味では、ビタミンCの研究は、ほんとうに希有《けう》な偉業と言えるのではないだろうか。

ポーリング博士が1970年に『ビタミンCと風邪』[*2]、1976年に『ビタミンCとかぜ、インフルエンザ』[*3]を出版して以来、ビタミンCをサプリメントとして摂ることを習慣にする人が世界中に増えたのは確かなことだ。

その後、博士によってビタミンCの抗がん作用に関する論文や本[*4]が発表され、風邪ばかりでなく他の病気の予防や治療にまで研究が広がったこと

＊2　原題『Vitamin C and the Common Cold』(邦題『さらば風邪薬！ビタミンCで風邪を追放』)。

＊3　主要参考文献㉑。

＊4　主要参考文献㉒。

が知られるようになり、関心は世界中でさらに高まった。

思い返してみると、日本でも80年代半ばの一時期はビタミンCブームの最中《さなか》。通学、通勤途中の電車の中吊《なかづ》り雑誌広告や本などで、その効用を謳《うた》う文句をよく見かけたような気がする。

今ではビタミンCは心臓病やその他さまざまな病気の予防にもいいということが広く知られるようになって、実際、アメリカにいる身内や友人、知り合いは、ほとんどの人が病気の予防のためにビタミンCのサプリメントを摂っている。

ビタミンCを上手に摂ることができれば、うっかり風邪をひきかけてもひどいことにはならず、お医者にかからなくても乗り越えられるとみんなが知っているからだ。

医療費がべらぼうと言っていいアメリカでは、そう気軽に病院に行くわけにいかず、おちおちひどい風邪もひけない。

心臓病などになったら、請求書のことを考えただけで心臓マヒを起こしてしまうから、自己管理して防衛しなければ、と考えている人も冗談抜きにたくさんいる。

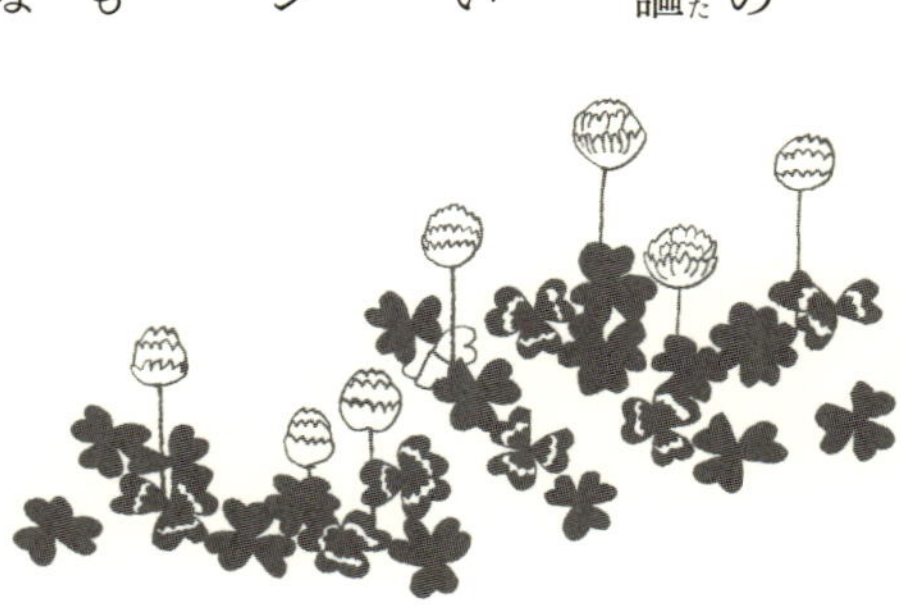

何しろあちらは高額治療で破産するという中産階級もそう珍しくない、病気と医療に関しては荒野の世界。

ビタミンCはそんな中、荒野でうっかりのたれ死なないために、病魔に繰り出す手裏剣みたいなものなのだ。

ビタミンCの「適量」は自分で見つける

アメリカでは、自分がひょいとガムやキャンディを口に放りこむついでに、「あなたもどう?」というような感じで、ビタミンCの錠剤を勧められる場にたまに出くわす。どれだけ摂っても害がなくからだにいいもの、とみんなが認識している点では、ビタミンCは「安全な食品」扱いだ。

私自身の体験を思い起こせば、はじめにビタミンCと印象的な出会いをしたのは、やはりブームの最中の日本で、25年以上前のことだった。

ビタミンCの摂り方について、ポーリング博士来日時のインタビュー記事[*5]を読んだとき、なんだかすごく面白そう! とワクワクしたのを覚えている。

＊5　主要参考文献㉔。

アメリカでのビタミンCの1日当たりの摂取推奨量がたったの60ミリグラムだった時代（当時の日本は50ミリグラム）[＊6]に、ポーリング博士は何年間も、ビタミンCのグラム単位での摂取を提唱、実践していた。85歳当時は、普段、日に18グラム（1万8000ミリグラム）を摂っていたと言う。それは、もっとたくさんのビタミンCを摂れば、病気の予防や治療が効果的にできるのだという理論の発見に基づいた摂取量なのだ。風邪をひきかけたりしたら、さらにもっと量を増やすということらしい。

もともと、国の摂取推奨量というのは、あくまでビタミンC欠乏症である「壊血《かいけつ》病」にならないための数字なのだ。

ちなみにビタミンCの別名「アスコルビン酸」は、「壊血病＝スコルビュティック（scorbutic）」の前に、それを否定する「a」をつけることから生まれたことばなので、「壊血病防止ビタミン」というわけで、確かに命名の理屈は通っている。

しかし、壊血病というのは死と隣り合わせの病であって、壊血病になるほどビタミンCが不足したら、それは大変な非常事態だということだ。

ポーリング博士の発見のポイントは、ビタミンCは、その何倍にも摂取

＊6　現在の推奨量は、アメリカ90ミリグラム、日本は100ミリグラムになっている。

量を増やしても安全だし、増やすことによって、壊血病だけではなく、もっとさまざまな病気を未然に防ぎ、また治療することができる力を持っているということだった。

18グラムというのは正直ちょっとびっくりしたが、適量の数字は人によってまるで違うし、また同じ人でも年齢や体調によって全然違ってくるので、ちょうどの頃合いを自分で探し出すのが賢い使い方だと言う。

当時85歳のポーリング博士も、60代の頃は、一日2、3グラムから始めたらしい。*7

水溶性のビタミンは、摂りすぎても余分は尿に出てしまうから副作用の心配はいらないし、やや軟便になることが十分足りているという目安になるので、適量の判断を自分でするのも簡単だと言う。

なるほど、いずれにしても、理論がシャープなだけではなく、研究を我が身で実践している先生の話は、聞いていて安心感があり、やってみようという気になりやすいのである。

何より「自分のからだで確かめながらポイントを探す」というのは、普段の私の遊びのつぼ、ど真ん中だ。

＊7　主要参考文献㉖。

そこで我が身をじっくり観察しつつ、500ミリグラムのビタミンCと、それと組み合わせるといいとおすすめのマルチビタミン・ミネラルの錠剤とともに、春夏秋冬をひとまわり過ごしてみることにした。

その結果、毎日の量とタイミングをある程度うまく調整できるようになるまで1、2ヵ月。

1年が経過する頃には、風邪を素早く治すのにも、ストレスがたまりがちなときも、タイミングよく量を増やすことでうまくしのいでいくコツと、絶対風邪をひきたくない！ というときの予防の術を、まがりなりにも身につけた。

個人的には、我が家では家族も含めて、ビタミンCの効果をからだでめでたく納得し、うん、なるほど役に立つんだねえ、という実感を得たのは確かなことだ。

元気なときとひどい風邪をひいて体調が悪いときの適量の差は、当時の私の場合、1日2グラムから10グラムぐらいの間だということもわかった。

ああ懐かしい。あれは、やってみて、ほんとうに面白かった。

風邪やストレスとの新しい闘い方を習得し、とってもためになったことも事実だ。

はちみつを通して再会したビタミンC

ただ、そのあとのことを言えば、私は、サプリメントの錠剤を毎日摂り続けるのはやめてしまった。

ポーリング博士は、健康維持のために、毎日かなりの量（4グラムから10グラムほど）のビタミンCを、ビタミンEやマルチビタミン、ミネラルのサプリメントと一緒に摂ることを勧めておられたし、本を読めばその理論はよくよく納得できるものだ。

だが、そもそも自分も家族も基本的にすこぶる健康で、持病もなく、特にからだの不調を感じていなかったこと。そのため、ビタミンCをがんや心臓病のような病気の治療に役立てられないかというような、さしせまった動機がなかったからかもしれない。

それに、食い意地が張っていて、口に入れるものは何でも美味しいほうがいい、栄養もできれば美味しいものから摂りたい、という趣味だったたから、風邪の予防と治療に「効く」という実感とコツをつかんだら、それだけで好奇心が満たされて、気がすんでしまったのだ。

そこで、当時の個人的結論としては、「体調を崩しかけたりして急に必要なときに、タイミングよく集中的に使えるように、ビタミンCの買い置きだけはしておく」という使用法に落ち着いていたのである。

ところがそれから何年も経って、まえがきで初めに書いた原因不明、喉のしつこいイガイガを経験することになった。「はちみつ医療」のすばらしい世界に招き入れてくれるきっかけとなったイガイガである。

すると今度はその巡り合わせで、まったく違った角度から、あらためてビタミンCと向き合うことになったのだ。

というのも、何人ものはちみつ療法の専門家が、はちみつを「医薬品」として治療目的を持って摂るときには、その効果を高めるためにビタミンCを補ったり、ビタミンCを含んだ食品と積極的に組み合わせるのがいいですよ、と勧めていたからである。

人は他のほとんどの哺乳動物と違い、体内でビタミンCを作ることができない。

前にも何度かふれたように、ほぼ完全食品のはちみつだが、ビタミンCだけは、含まれている量だけでは必要量を十全に満たせないということもある。

だが、それ以上に、はちみつとビタミンCを合わせると、さまざまな症状に効くはちみつの治癒効果を増すだけでなく、基本的な免疫力をアップさせ、病気を防ぐことにつながるのだというのだ。

そう聞いたときふと、ちょっと待てよ、と考えた。

ビタミンCの摂り方のコツとして、以前からマルチビタミンとミネラルのサプリメントを一緒に摂ることが勧められていたのを思い出したのだ。

「!!」

マルチビタミンとマルチミネラルのサプリメントというのは、生のはちみつそのものではないか。しかも、はちみつは、市販の錠剤にはまねできない活性ビタミンの爆弾だ。うーむ、なるほど。

「はちみつとレモン」という古典的な組み合わせには、私などからすれば、「だって、美味しいもん」という何よりの大義があるとは思っていたが、実はそれ以外にも、ちゃんとした生化学的な理《ことわり》があったらしいのである。

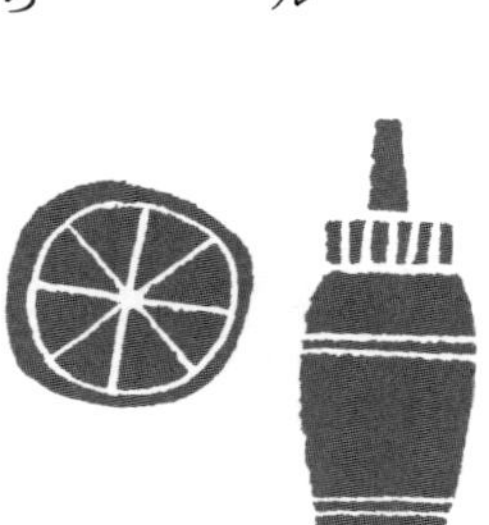

はちみつとビタミンCは同じ武器を手にウイルスやがん細胞をやっつける

はちみつとビタミンCの美味しくて簡単な組み合わせ方の話に入る前に、ビタミンCのすばらしいパワーについて、ちょっとばかり突っ込んだ話を、もう少しだけさせてほしい。

はちみつに対する新しい興味を頭の隅に置きながら、いざ改めて最近のビタミンC関連の資料を当たってみると、またずいぶんと面白いことがわかってきた。

1994年にポーリング博士が93歳で亡くなって以降も、ビタミンCに関しては、さまざまな研究、議論や論争が続いている。一時期など、「ビタミンCが風邪やがんに効くということがはっきり証明できるわけではない」と、ビタミンCの効き目自体を疑問視する風潮まであったのだ。

けれど長い経緯を端折って言うと、2005年にある画期的な研究論文[*8]が発表されて、「ビタミンCはがんに効く」というポーリング博士の主張

＊8　主要参考文献㊷。

がやはり正しかったことが明らかになった。

その内容は、高濃度のビタミンCが、がん細胞だけを殺し、正常細胞にはダメージを与えないという「仕組み」をはっきりと説明し、それを証明するものだったから、実際、この論文をきっかけに、ビタミンCの高濃度点滴や経口投与を、本格的にがん治療に使って効果をあげるお医者さんは続々と増え、アメリカでは今では1万人にもなったのだと言う。

で、その論文のキモの部分なのだが、ビタミンCの抗がん作用は、ビタミンCが血管内で作り出す「過酸化水素」によるのだと言う。過酸化水素は強い酸化作用によってがん細胞を殺す働きをするが、正常な細胞内では生体の酵素が過酸化水素を分解するため、健康な細胞は無傷でいられる、というのだ。

さて「はちみつ軟膏と絆創膏」「はちみつパックとクレンジング」のところで、はちみつの抗菌作用の鍵として、「過酸化水素」ということばが出てきたのを覚えておられるだろうか（120ページ、132ページ）。

はちみつオタクにとっては、「過酸化水素」とは、はちみつの抗菌殺菌作用に関わる大事な成分。耳にすればピピッと反応するキーワードなのだ。

インフルエンザウイルスや胃がんのピロリ菌、虫歯のミュータンス菌、にきびのアクネ菌そのほか悪玉菌に対しては、はちみつも強力な殺傷剤「過酸化水素」でやっつける。だけど、はちみつが発生させる過酸化水素が、健康な細胞や正常な善玉常在菌を傷つけることはない。

その場面を想像してみると、これってまるで、邪悪な菌の軍団に対してはちみつとビタミンCが、同じすごい威力の秘密兵器を使うみたいな、胸のすくヒーロー物の世界ではありませんか。

はちみつとビタミンCを混ぜた「ハニーレモンキャンディ」は最強のサプリメント

はちみつを大さじ1杯すくいとり、はちみつをのせたまま、スプーンを小皿に置く。そこに、薬局方にもなっているビタミンCの原末（アスコルビン酸）[*9]の白い粉を小さじ4分の1杯のせる（6ページ参照）。はちみつがあまりこぼれ出さないように注意しながら、竹串などの細い棒ではちみつとビタミンC原末をこちょこちょと混ぜ合わせる。

＊9　薬局で扱われているビタミンCの原末（アスコルビン酸、またはL―アスコルビン酸）と同じものが、簡易包装でお手頃にインターネット通販など（「食品添加物」の表示）で、手に入る。
　現在のビタミンC原末の世界でのシェアは、医薬品表示、食品表示を問わず、ほぼ9割が中国産で約1割がイギリスとなっている。

　販売時に「国産」とあるのは、原末を輸入の上で国内で包装したということで、事情はどの国でも同様。

　純粋な原末であるかぎり、品質の心配はいらない。

よく混ざったら、スプーンをそのまま口に入れてペロリ。

わー、すっぱい！　でも甘くて美味しい。はちみつレモンキャンディの味だ。小皿にこぼれたはちみつも、余さずすくい取ってきれいになめてしまいましょう。これが、我が家の最強のサプリメント、「ハニーレモンキャンディ」の標準版だ。

このサプリメントのポイントは、はちみつや混ぜるビタミンCの分量を、自分で細かく調節できること。一日の中で、体調や場面に合わせて、自分なりの分量や配分を細かく工夫できるのがとても便利なのです。

薬局方のはちみつは、「滋養、栄養剤」としてはちみつを摂る場合（これって、サプリとしてってことですよね）、摂り方を詳しく解説してくれているわけではないが、1日に30グラムから60グラムという目安をくれているものもある。

種類にもよるけれど、はちみつは、小さじ1杯がだいたい7グラムで、大さじ1杯は約21グラム。100グラムで294キロカロリーということを頭に入れておくと便利だ。

そして、ビタミンCの原末（アスコルビン酸）は、イオン飲料の作り方のところでも言ったが、小さじ4分の1杯で約1200ミリグラムのビタミンCが摂れるというのが目安である。

「大さじ1杯のはちみつに小さじ4分の1杯のビタミンC」というのがご紹介した標準版の分量だが、流動体や粉末の強みで、好みの味や摂りたいビタミンCの分量に合わせて、これも自在に増減して調節できる。

ビタミンCの摂取量をもっと細かく管理したいなら、もっと小さな計量スプーンを使ったり、0・1グラム単位で計れるデジタル秤《ばかり》を使うのも手だ。石けんやクリーム作りのハーブやクレイ、粉のラピスラズリや、パンを作るときのドライイーストなど、細かいものを計量するのに使っているが、何かと役立つ秤である。

何はともあれ、この「ハニーレモンキャンディ」、こんなに簡単に、体力作りや免疫力増強、病気の予防ができるなんて、今でも何だか信じられないほどなのだ。なんといってもおやつのような美味しいサプリメントで、しかも効能を発揮する成分以外に何の余分な混ぜ物もないのがうれしい。しかもこれは、花粉症などの症状を緩和したり、よく効く風邪薬でもある。

このレシピに使うはちみつは、できあがりの味としてはどうしてもビタ

＊10　風邪の時の栄養剤としては、ビタミンC原末のほかに、抹茶やシナモン、しょうが、ココアの粉末などを使ったバリエーションもおすすめ。6ページ参照。

ミンCの酸味が勝ってしまうので、繊細な風味が魅力だというタイプのものはおすすめしない。料理やお菓子作りに使う日常用のはちみつで十分だ。ただ、それでも必ず、混ぜものや加熱や汚染のない生の純粋なはちみつを使ってください。ミツバチがせっせと集めてくれた元気の素《もと》をそのままいただくことが、このサプリが抜群にいい理由なのだから。[*10]

ところで、発明品をハンドバッグに詰め込んで飛び回る化学の天才ハニーレモン嬢だが、アニメの中ではちみつとレモンを実験素材にしたりするわけではない。ところが何の偶然か、超硬合金を一瞬でバラバラにくだいてしまう薬品を作る実験で、「過酸化水素」を扱っていたりする。

たぶん、アニメを作った人たちは、はちみつとビタミンCの秘密兵器が過酸化水素だなんて、考えていたわけではないだろうけど……。[*11]

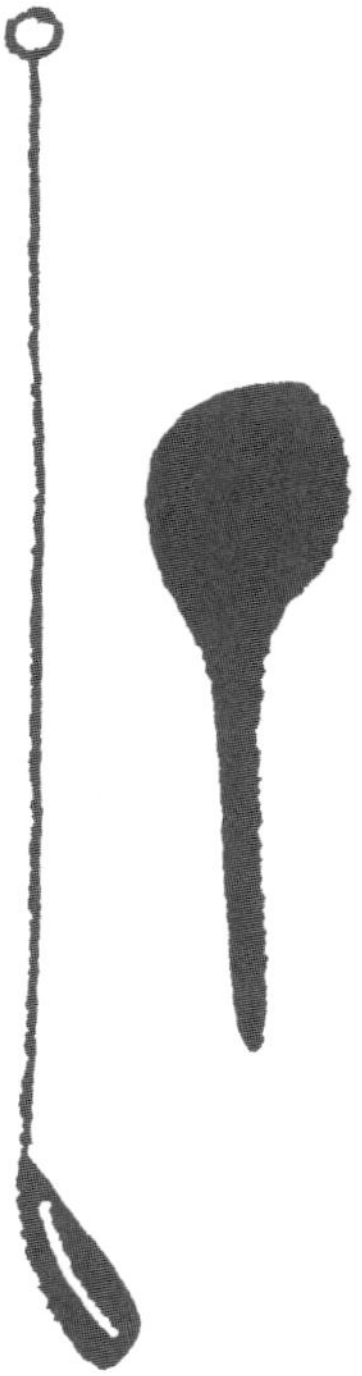

＊11　1928年にビタミンCを発見し、それが壊血病を防ぐことを解明した功績により、後にノーベル生理学・医学賞を受賞したハンガリー人の科学者、アルベルト・セント＝ジェルジ博士（1893—1986）は、晩年、熱心にがん治療の研究をしていた。その同じ博士が、（2008年にマヌカハニーの特有有効成分であることが判明した）メチルグリオキサール（MGO）の発見者でもある（発見は1963年）。病気治癒のプロセスにおける、はちみつとビタミンCの働きを考えるとき、「過酸化水素」に加えて、「MGO」という共通のキーワードが登場するとは、何と興味深いことだろうか。

12.

はちみつとビタミンCで、見えない敵と闘う——2

ひとつの公害汚染をどう解決するか
を論じることは、
慢性の病気の根元が化膿し続けているのに、
対症療法をしているようなものなのです。

——福岡正信『わら一本の革命』ローデイルプレス版[*1]より

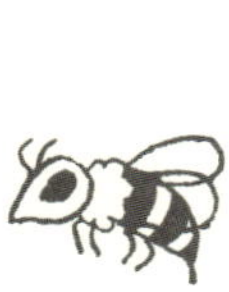

アメリカ有数の小麦とワイン用葡萄の産地、醸造地である、ワシントンとオレゴン州境の小さな田舎町に住んでいたある夏のことだ。

友人のジェナが、自分が運営に関わった近くの大学で開かれる環境保全のイベントを是非見に来て、と誘ってくれた。ほとんど稀少品種になりかけだという原種の小麦を石臼で挽いて、彼女が最近せっせとパンを焼いていたのは、このためだったのかもしれない。

会場に行ってみると、中庭に設えた青空市場のかなり大きな一角に、農業や園芸、畜産、養蜂、自然環境に関する本を古書から新しいものまでたくさん集めた移動書店が出ていた。ひょろりと背の高い四、五十代の店主の男性に聞いてみると、こうしたタイプのイベントは多く開かれるので、そうした所をいろいろ回ると地域の農業や環境の様子が垣間見られて興味深いのだという。

ふと気づくと、「The One-Straw Revolution」という文字を背にした本がざっと7、8冊はある。しかも、古いのから新しいのまで、ハードカバーからペーパーバックまで、装丁もいろいろだ。

福岡正信著『わら一本の革命』の英訳版。

＊1 日本語原書初版は1975年だが、アメリカでは1978年に英語版が刊行された。西洋の読者のために章の冒頭に編者と福岡の共同作業と見える短い解説が加えられており、日本語版にない福岡自身のことばもある。これはそのひとつで、英文から筆者が翻訳したもの。主要参考文献㉚。

「この本、いっぱいそろえてるのね」ときくと、
「もちろん。自然農法や有機農法の世界でフクオカを読んでいないのはモグリだからね」とウィンクが返ってきた。

なぜ、おかしな循環が止まらないのか

ここは100年以上前からアメリカのパンかごと呼ばれる地域の中心で、古くから小麦を作る豪農を中心に築かれてきた町だ。最近はカリフォルニアをはじめ、近場のシアトルやポートランドからも、都会を離れて有機農業を始めたいと移住してくる若者や転職組も増えている。すばらしい葡萄ができるので、フランスやドイツ、スイス、インドなどからはるばる、ワイン関係の仕事をするためにやってくる人も多い。けれども地域一帯の産業の根幹はまだ、戦後広まった穀物や果物の大規模農法だ。

農薬を使わない有機農業でみごとな野菜を作る若い名人のキムが畑で作物の世話をしている様子を見ていると、まるで元気いっぱいの彼女は保育園の先生で、みずみずしいレタスやズッキーニが、やんちゃな子どもたち

に見えてくる。

彼女の畑の土と、従来の農法で普通に農薬や除草剤を使う近隣の土は、見るからに違う。

「この辺は、周りはぐるっとまだ普通のやり方でしょ？　だからどうしたって隣が農薬を撒《ま》くと風で飛んでくるの。完璧とはいかないわね」と彼女は首をふる。

「でも、私は自分の畑を元気にすることしかできないわけだし、ここの土がちゃんと呼吸ができるようになれば、少なくともその分だけは世界が元気になるわけだから……」

キムの話を聞いているとなんだか、畑と人のからだも、同じもののように思えてくる。

自分が直接耕せるのは自分のからだだけ。

でも、自分が身を養う食べものを選び、ちゃんとその土を作れば、もしかするとその分は、世界も元気になるのかもしれない。

人のからだは言わば、空気や地面や水と、食べものや呼吸でつながりながら、環境に浮かんでいるようなものである。世界が病むとき多少なりと

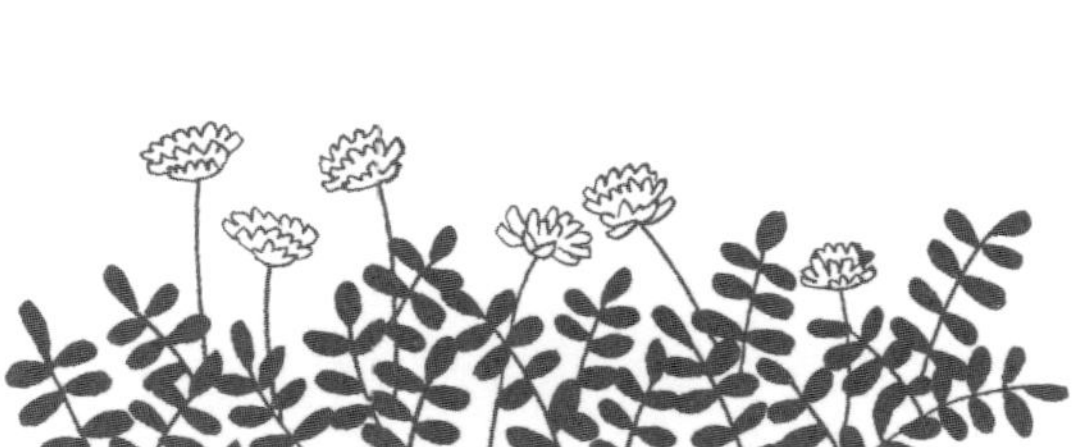

も人は病み、人が病むときには世界が病む。そこには、あまり境目がないように思える。

日常的に土に近い人たちは、そのことを敏感に感じているので、何かの異変があるとさっと身構える。

アメリカ全土でミツバチが大量に死に始めたとき、その不気味さはこの上なかった。あるとき、近くの高速道路で、ワシントン州の巨大なリンゴ農園に受粉の労働のために遠路はるばる東部から送り込まれたトラック一杯のミツバチたちが、横転事故で投げ出されて一匹残らず飛び去ったというとんでもない事件があった。農にかかわる友人たちはみなショックを受けていた。

工場へ大量に卸される安い加工用のリンゴを得るために、私たちは、いったい何をしているのだろう。

「ビタミンCを摂りなさい」

東日本大震災の原発事故の直後、オレゴン州の酪農家たちは一時期、出荷停止に追い込まれた。偏西風に乗ってやってきた放射性物質が原乳から検出されたからだ。

海の向こうから遥々《はるばる》やってくるのは想定外だったと思うが、ワシントンとオレゴンの州境を流れるコロンビア川一帯の人々にとって、今後いつあるかもしれない放射能被害を危惧すること自体は、決して新しい問題ではない。稼働はストップしているとはいえ、世界最大の廃炉事業、かつ環境問題である、ハンフォード核施設を抱えているからだ。

そのせいか震災のあったその年、アメリカの家にいたときも、3・11直後の日本の悲痛な状況に対する地域の友人たちの配慮のまなざしには、救われる思いをすることも多かった。

知り合いの父親は、この核施設でクリーンアップのプロジェクトに携わる物理学専門の技術者のひとりだ。ある集まりで、なごやかなカクテルタイムに会話を交わしたとき、

「ビタミンCを摂りなさい」と彼は言った。

「身を守るためには、ちゃんとビタミンCをたくさん摂ることだよ」

実をいうとそれを聞いたとき、私はそのことばを大して深く気にとめな

かった。ビタミンCはあまりにもありふれたものだったから、これはきっと彼一流の言いまわしで、からだをいたわってくれたのだと思った。だから気持ちだけを心からうれしく受け止めて思わずにっこりし、「ありがとう」と、お礼を言ってすませてしまったのだ。

ああ、あのとき、もうちょっとよく話を聞いておくのだったと地団駄踏んだのは、後にビタミンCの経口投与が被曝対策に役立つという内容の研究が確かにあるということを知ったときだ。

あのとき「え？ なぜなぜ、どうして？ あなたは毎日仕事場で、どんな風に摂っているの？」と問い詰めておけば、きっともっと早くに丸腰の不安をなだめることができたかもしれないのに！

中でも、「人が朝食時に体重1キロ当たりで35ミリグラムのビタミンCを摂った上で1時間後に採血し、分離した白血球に放射線を浴びせたら、ビタミンCを摂らないときよりもDNAの損傷が著しく少なくなった」という内容のイギリスの論文[*2]などは、わかりやすくて、その結果はいかにも普段の生活にストレートに役立ちそうではないか。

*2 主要参考文献㊿。

紫外線対策と放射線対策の共通点

そもそも、こうした研究があることを教えてくれたお医者さん方が、事故後の日常の内部被曝や低線量被曝に対応できるようにと勧めておられるビタミンCの摂取量や摂り方は（たとえば、成人は1回1〜2グラムを1日3〜4回、子どもは1日で体重1キログラム当たり60ミリグラムを2〜3回に分けて）、ポーリング博士[*3]が本来インフルエンザ、がん、心臓病などさまざまな病気の予防や治癒に役立つと勧めていた方法（たとえば成人1日4グラムから10グラムを数回に分けて）とほとんど変わらない。

そしてやっぱり、ビタミンC単独で摂るのではなく、他のビタミンやミネラルをちゃんと組み合わせた方がいいとされている。

ほらね、ここでまた我が家では、はちみつの出番です。

ビタミンCを摂るときは、はちみつと組み合わせると、活性マルチビタミン、マルチミネラルを合わせることになるので、効果が高まり、しかも美味しい。

＊3　主要参考文献㉙。

また、前にも少し触れたが、実は、紫外線と放射線が細胞を老化させ、DNAを傷つける仕組み自体は、波長の短い放射線の方がエネルギーが強いということを除けば、そう変わらない。美容情報として紫外線ケアのためにビタミンCを摂ることが勧められるというのも納得だが、上手にコツを押さえれば、理屈としては確かに、美容どころでなく、被曝対策もできることになる。

ただ、ビタミンCというのは前にも言ったように、人によって効果の出る摂取量がまるで違うから、1日で摂る量、1回に摂る量は、やはり自分でしばらくやってみて、頃合いを探し出すしかないのだ。

ビタミンCは、重大な副作用は全くないとされているが、摂りはじめは胃腸にガスがたまったり、胃が重くなり、違和感を覚える人もいる。だから、大人の場合も、はじめは500ミリグラムや1グラムから始めて様子を見た方がいいと勧められていることが多い。[*4]

そして、その適量を探し出したら、はちみつとビタミンC（アスコルビン酸）の原末で、「ハニーレモンキャンディ」（174ページ）を調合し、10時と3時のおやつというのも悪くない。

＊4　少しずつ摂り始めると、すぐに慣れて調子をつかむ人が多いようだが、特に胃が敏感な人のために、カルシウムやマグネシウムを加えてpHを穏やかに調整した粉末状、または錠剤の「バッファードビタミンC」もある。アメリカではスーパーで手に入る。日本でもサプリメントとして手に入れることができる。

それ以外にビタミンCの原末を上手に摂る他の方法としては、オレンジジュースや黒酢ドリンクのような、もともと甘酸っぱい飲みものに適量を溶かすのが、濃縮レモン果汁をプラスした感じになって、意外と飲みやすい。水に溶くとかえって酸味がきつく感じられる。

もちろんそこに、はちみつを適量溶かしこんで、たとえば「ハニーオレンジビタミンC」ジュースにすると、もっともっと美味しくなる。

まず自分が健やかになること

あのいまいましい原発事故で膨大な量の放射性物質が空や海や地面の上に派手にばらまかれてしまった。そして今も湯気をふく煮立った釜に蓋ができない。

こんなことにしてしまって、いったい私たちはどうしたらいいのだろう？　再び間違わないために、今日何をすればいいのだろう。

その上「ひとつの公害汚染をどう解決するかを論じることは、慢性の病気の根元が化膿し続けているのに、対症療法をしているようなもの」なの

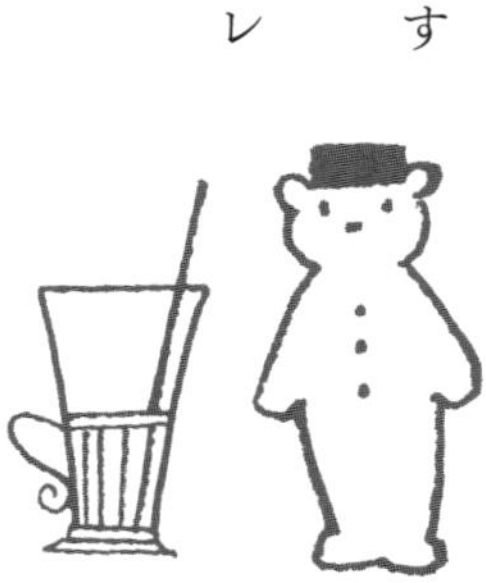

だ。問題は複雑に絡み合う。

世界には地獄の釜がいくつもぱっくり口を開けている。

世界中で誰もがみな、風、水、塵《ちり》が流れ、舞い、循環するこの空間で呼吸をし、土が産み出してくれるものを今日も食べて生きている。

どこにいようと、この空間の頸木《くびき》に私たちを繋ぐものこそが、絆なのだ。生きているかぎり誰ひとりとして、この空間からは自由になれない。

対症療法では駄目なのだ。だから、持ち場をこれと決めたら、今日、目の前の自分の土を蘇らせるしかない。土と同じようにこのからだを耕し、へこたれず健やかになっていくしかない。

働きバチが無心に飛び、花に飛び込み、花蜜を吸うように。

13.

はちみつで
おなかすっきり

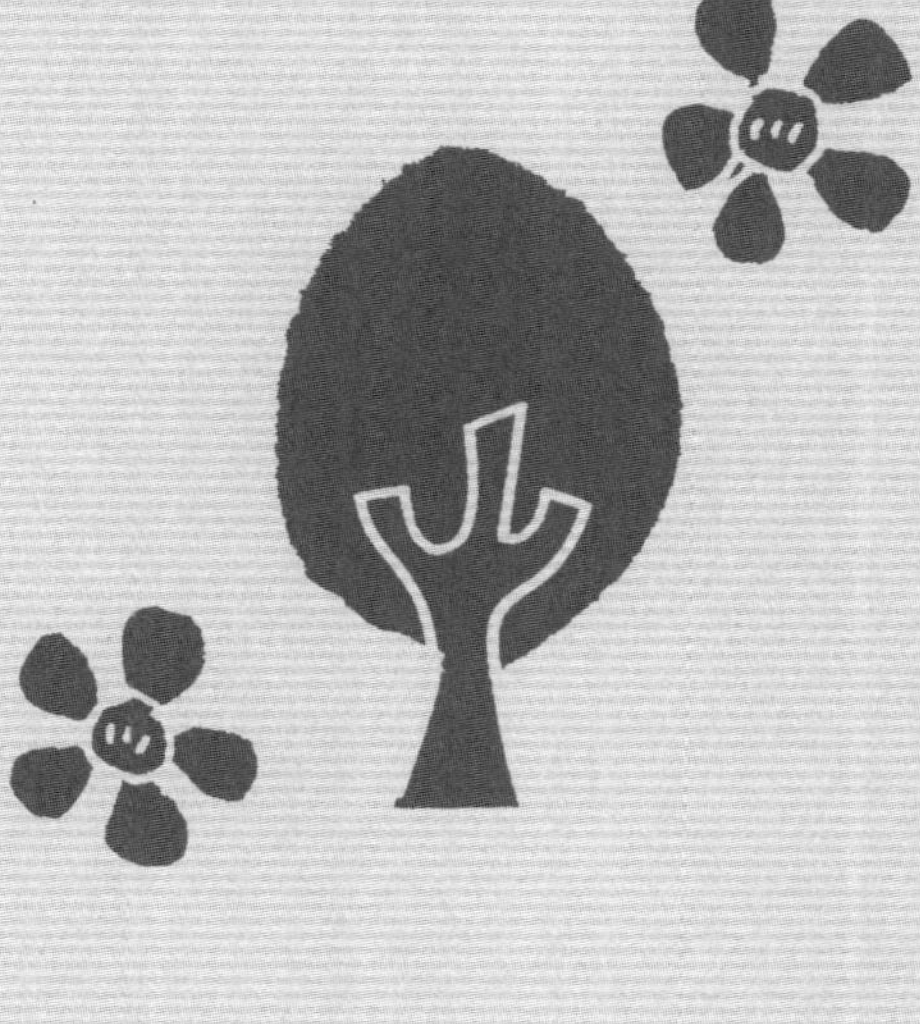

「はちみつを混ぜた海水」は、強い下剤となる。
はちみつ、雨水、海水を1対1対1で合わせて漉し、
犬の星（シリウス）の灼熱の季節の間に、
防水剤を施した壺に入れて発酵させる。
沸騰させた海水2に対してはちみつ1を加え、
瓶詰めするやり方もある。
これは（下剤としては）「海水」よりも穏やかである。

――ディオスコリデス　『マテリア・メディカ（薬物誌）[*1]』より

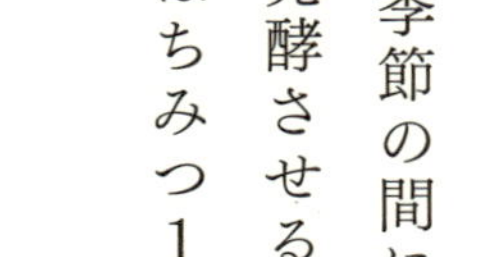

ディオスコリデス先生は、ローマ時代のお医者さま、植物学者で、薬草学の父と言われる。現代でもヒポクラテス先生と並んで、医学、薬学、植物学の分野で大変な尊敬を集めるお方だ。

皇帝ネロの侍医であったらしいから、もしも朝、皇帝が思うように用を足せずにじれていたら、処方したのは、この「はちみつを混ぜた海水」だったのだろうか。

ネロの軍隊の軍医として各地をまわったとも言われているが、長旅の途中、先々でトイレタイムのリズムがつかめず困った兵士は少なくなかっただろうねえ、と、いささかの同情をこめて想像できるから、この処方はおそらく、豊富な臨床経験に基づいた、かなり効きめの確かなものではないかしらんと思うのだ。

とは言っても、最近は悲しいことに、薬の材料にしようと思えるほどのきれいな雨水や海水がなかなか手に入らない。だからもちろん実際に、自分でこの通りにやってみたことがあるわけではないのです。

でも、古代ローマのものだというのに、なぜか、そう違和感を抱かせないこのレシピをよくよくながめてみると、レモンやビタミンCこそ入って

＊1　主要参考文献⑪。英語版のテキストから抜粋。翻訳は筆者。

いないけど、これって言わば、ベースは天然塩を材料にした96ページの「はちみつ水（手作りイオン飲料）」で、そのはちみつと塩分の濃度をうんと上げたものですよねえ、と気づく。

そういえば、ディオスコリデス先生は、この処方の一つ前に、「海水」はそのままで、非常に強力な、しかし、かなりからだに負担のかかる、きつい下剤となると言っておられる。それに整腸作用のある、はちみつを加えることで、より優しい「緩下剤《かんげ》」となるというニュアンスだ。

はちみつ水でデトックス

夏、あまりの暑さに、96ページの「はちみつ水（手作りイオン飲料）」を1日1リットルは摂っているという友人がいた。

「滋養補給になるし、とっても美味しいし、夏バテや熱中症予防にいいからって、がんがん飲んでいたのよね。そしたら突然、下痢しちゃったわよう、しゃーしゃーと！　でも不思議なことに、体調も全く悪くないし、いつもと違ってお腹は全然痛くなかったのよねえ」と、親しい仲でなければ決してできないであろう、味な報告をくれたことがあった。

友人の話を聞いて、「どういうことか？」とディオスコリデス先生の文章を改めてながめ、さらにつらつらと考えた。

「はちみつ水」の栄養剤や水分補給としての効果を確かに享受していたから、彼女は元気いっぱいだったのだと思う。

ただ、この「はちみつ水」はもともと、農作業やスポーツで汗をいっぱいかいたり、熱中症寸前だったりで、塩分補給が絶対不可欠な場合のためにと、適量の天然塩を加えたイオン飲料のレシピである。

だから彼女のように、それほど発汗による塩分の喪失のないデスクワーク中心の生活で、レシピどおりの天然塩入りはちみつ水を一定量以上摂れば、夏といえども穏やかな下剤として働く場合もあるかもしれないねえ、と思ったわけである。

その上、ライナス・ポーリング博士も言うように、ビタミンC自体にも緩下作用がある。ビタミンCがからだの中に必要十分量蓄えられたとき、人は軟便になり、それが健康な状態だというのだ。それならば、ビタミンCの粉末もたっぷり入っているはちみつ水をたくさん摂ったとき、相乗効果でデトックス作用があるというのは確かにあり得ることである。

「はちみつ水」はそれまで自分の中では、汗だくになる特別なときのためのレシピだった。だから、普段、そんなにたくさん飲むことはなかったのだけど、もしかして多めに飲んだら実際影響があるだろうか（平たく言えば、下剤になるだろうか）と実際に飲み方をいろいろ試してみると、お腹をすっきりさせる効果は確かにあるようだ。

それで私はこの手作りイオン飲料、「はちみつ水」を、デトックス用途で使う場合には、ディオスコリデスとデトックスのDを取り、「ハニーウォーターＤＤ」と名づけることにした。

96ページにあげた標準的なレシピは、はちみつ、天然塩、ビタミンＣ原末の分量に関しては、あくまで我が家での上限としての定番の量であり、これを出発点の目安にして、心地よい適量を工夫し、探していただけたらと思う。

繰り返すようだが、気候や汗のかき方、体調も日によって違うし、効果がある分量がどれだけで、摂るのは一日のいつがいいというポイントなど、自分でも「いつもこれ！」とは、なかなか決めがたいからだ。

お腹が重くなってきて、何らかの必要を感じたときに適宜、状況に応じて摂ることで、穏やかに行き詰まった事態の進行を促す働きがあるということは、実感として言えると思う。

実は、はちみつ自体にすばらしい整腸作用がある理由《わけ》は、現代的な知見から見てもちゃんとある。はちみつのすごいところは、便秘にも、下痢にも、どちらにも、根本的に効くということなのである。日々の食習慣に継続的に上手に取り入れることで、対症療法ではない、根本的な腸の健康を手に入れることができる。

ひとつには、はちみつに含まれるオリゴ糖やグルコン酸は、善玉の腸内細菌を増加させ、悪玉菌を減少させるとされている。継続的にはちみつを摂取すると、大腸がんの予防効果があるという研究結果を、腸内細菌研究の第一人者である光岡知足先生が示しておられるということを、150ページでふれた宇津田博士は紹介し、便秘でなく「下痢をしている場合には大さじ3杯が有効です」と書いておられる。

実際に大さじ3杯のはちみつを一度に食べるのは甘くてかなり大変だと思うが、経験のあるお医者さんによるこうした具体的なアドバイスは、私

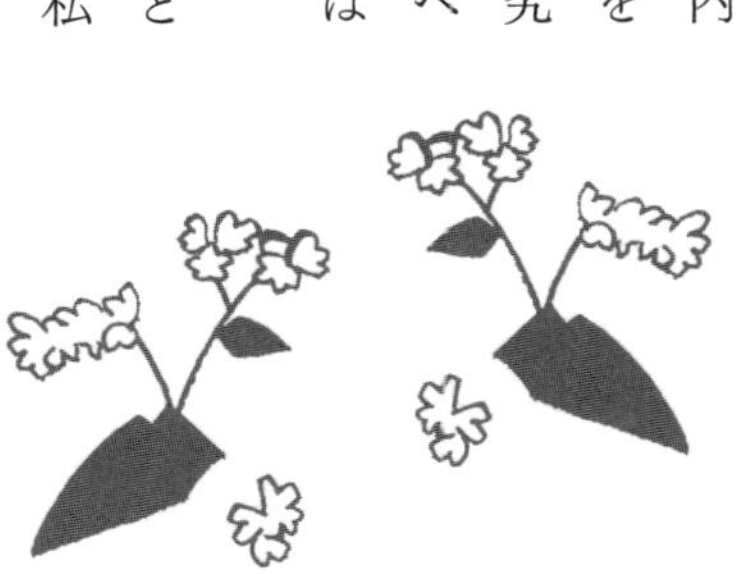

たちが自分で試してみようとするとき、目安としてほんとうにありがたい。

また、オリゴ糖やグルコン酸以外にも、はちみつが発生させる過酸化水素による抗菌作用が悪玉菌を抑え、善玉菌を傷つけないということは、前にもふれた。考えてみれば、朝食、または夜のデザートに、「ヨーグルトにはちみつ」というのは、「腸内フローラ（腸内のお花畑）」と言われる腸内環境を整えるには最良の食べ合わせであることは間違いない。

はちみつを上手に肥やしにすれば、お腹の畑を蘇らせ、元気な花を一面に咲かせることができる。そうすれば、不快な便秘や下痢とはおさらば、日々健康な堆肥《たいひ》を生み出せる！　というわけだ。

「はちみつ水でデトックス」を試す場合の注意に話を戻そう。

ディオスコリデス先生が「非常に強力なきつい下剤」だという海水の塩分濃度は約3パーセントで、考えてみれば、私がはちみつ水のレシピに使う天然塩の分量は、その10分の1ほどにすぎない。だが、それでも500ミリリットルで1・5グラムの塩を摂ることになるには違いないので、うっかり塩分の摂りすぎにならないようには、留意しなければならないだろう。

友人にこのレシピの成り立ちを説明し、運動してよほど汗をかいたとき以外は、暑いからといって、はちみつ水を冷やしすぎないほうがいいんじゃないかということと、あまり汗をかかないのに栄養剤として多めに飲むのなら、天然塩の分量は減らした方がいい、でも、特にお通じをよくしたいときには、１日のカロリーや塩分量を調整しながら、飲む分量を、ちょっと多めにしてもいいみたいだねえということを伝えた。

その後、もともと便秘気味だったという彼女だが、「ハニーウォーターＤＤね、はちみつと塩とビタミンＣの量を体調に合わせて調整したら、今や快腸、快便よー。なんだかちょっぴりやせたでしょ？」とご機嫌だ。

ある猛暑の夏、犬の星の下で女たちが、古代ローマのお医者さんごっこで楽しんだ顛末《てんまつ》である。

断食クリニックで学んだことと、お腹の畑の土作り

ちなみに、15年近く前のことだが、ある断食クリニックに行ったとき、

先生に教えていただいた、今も忘れられない智恵のことばがある。

「病気で下痢が止まらないという、よからぬ場合を除き、たまの一発下痢（ああ、開けっぴろげすぎて、ほんとうにすみません！）は、悪い、余計なものを体外に排出してすっきりできる貴重な機会。だから、決して不安になる必要はないのです。そんなときにはこれ幸い、ありがとうと、ゆっくり熱いお茶でも飲んでお腹を温め、失った水分をささっと補給しておけばよろしい」とのことであった。

「たまに上手に風邪をひき、たまに上手に下痢をしてください。便秘はだめ。それが悪いものをため込まず、大病をしない秘訣です」

なるほど、なるほど……。

お腹がすいているとき人は素直に頭《こうべ》を垂れる。そもそも、断食のため3度の食事をしないと、1日24時間とは、信じられないほどの長さなのである。お腹に何も入れられない分、脳みそはいつになくいろいろなものを吸収し、それを咀嚼《そしゃく》し、身につけようとする。

見上げる空はひたすらに青く、流れる雲を目でずっと追っていても、なぜか時の歩みは遅い。ああ、鳥はいいなあ、あそこで自由に木の実をついばんでいる……。

5日間、石清水だけの完全断食。大変面白かったが、ごめんなさい、食いしん坊の私には、もうたぶんできないだろうと思う。でも、あのときはほんとうにいろんなことを、頭でなくからだで考えた。

「長く断食すると、その人の弱い部分に反応が出ます。だから、人によっては、胃が痛んだり、腰が痛んだりします。少々は我慢してもいいのですが、我慢できないと思ったら、言ってください。顔を見ていればだいたい様子はわかりますが、その時にはイオン飲料をあげますから」と先生に初めに言われた。

いやー、面白い。自分はいったいどこが痛くなるだろう、と興味津々で待ち構えていたら、完全断食5日めの最終日、朝から両目の奥ががんがんして、頭全体に広がってきた。夫の方に何ともない。

ははあ、やっぱり普段酷使している目に来ましたか、面白いものですねえ、と思いながら、我慢できるかとがんばってみたが、どこかが痛いとか、かゆいとか、ちょっとしたことでもからだの不調への耐性が全然ない不甲斐ない人なので、30分ほどでギブアップ。いただいたのは500ミリリッ

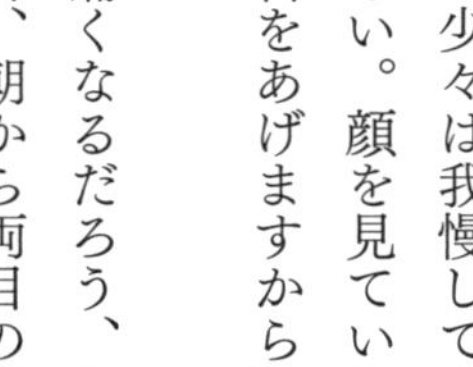

トルの市販のイオン飲料だったが、それで頭痛がうそのように消えていったのにも驚いた。

　面白かったのは、夫のアメリカ人の同僚がそのしばらく後で同じ施設に行ったとき、2日めに癇癪《かんしゃく》を起こして「こんなこと、やってられっか!」と飛び出して家へ帰ってしまったというエピソードだ。

「いやあ、彼はさ、気はいいやつなんだけど、普段からものすごくせっかちで短気なんだよ。先生がイオン飲料をあげる間もなく、あれよとあれよと飛び出して行ってしまったんだねえ」と、まだ怒っている本人から直接経緯《いきさつ》を聞いた夫は、その話をしながら笑いをかみころしていた。

　うーむ、弱いところが露《あら》わになるとは気質のことまでだったのか!

　断食、恐るべし、である。自分を知るにはいいが、一緒にやる人を選ぶかも。もしかすると普段も、人前で弱点が露《あら》わになりそうなときごくりと飲むため、はちみつイオン飲料を用意しておくのも手かもしれないですね。

　断食つながりで言えば、この手作りはちみつ水を使って、折を見て、夫婦そろってたまに1日断食をする。最近、食べ過ぎでからだが重いね、という時期が続くと、1日ひとり当たり2リットルまでを目安にして、ここら辺で内臓に休日を、というわけである。

丸1日食べないとは言っても、実際には、はちみつを160グラムぐらい摂ることになるわけだから、厳密には断食とは言えない。

でも、固形物を全く摂らないことで、胃腸は休める上、はちみつによる粘膜修復効果の助けも得られる。これだけの分量を摂れば、「ハニーウォーターDD」の「下からデトックス」効果も期待できるというわけである。

ちなみに当日消費を前提に、はちみつ水を冷蔵庫に入れない方が、からだを冷やさない。たまに1日食事の支度や後片付けがないと、なんだか気分が新鮮だ。時間がたっぷりあってうれしい。お風呂にもゆっくり入れる。

丸1日でなくとも、夕食だけ抜いて、寝るまではちみつ水1本(500ミリグラム)にすることもある。それでも胃腸はちゃんと休めて、翌日のからだが軽い。手軽なようだが胃腸の調子を整えるという目的のためには、立派にプチ断食となるのである。

ディオスコリデスは、はちみつと雨水と海水を発酵させて解毒剤を作った。からだに毒がたまると、人は病気になるからだ。

でも、毒をぬいただけでは、人は元気にならない。

健康なエネルギーの源はどこかと考えてみれば、それは、取り入れた食べものを耕し、発酵させ、微生物と共生し、栄養を循環させる、腸内フローラが育つお腹の畑の中だ。お腹の中にきれいな花を満開に咲かせることができたとき、からだに元気がみなぎる。

肥料や薬を選ぶのは私たちだ。

あなたはどんな農法で花を咲かせますか？

はちみつは健康な土作りの大きな助けになってくれる。だから私はときどき畑に「はちみつ水」を撒《ま》く。はちみつを肥やしにする。

ちなみに、はちみつと水を混ぜたもの＝はちみつ水を発酵させると、「ミード」という美味しいはちみつのお酒になる。

元気になったら、おいしいお酒を飲もう。

ミツバチの羽音を聞きながら。

あとがき

はちみつミルクか、はちみつワインで おやすみなさい

寝る前と朝起きてからひとさじずつ、マヌカのはちみつをゆっくりと味わうようにしたら、それまで長らく私の喉に居座っていた、嫌なイガイガ、ひりひりが、そして、他のはちみつで退治しきれなかった最後のちりちりが、どこかにするすると退却していった。それも1日、2日のうちに。

集めた花蜜を酵素と混ぜ合わせ、巣房に詰め込み、羽ばたきで水分を飛ばして濃縮し、頃合いになったらふたをして熟成させる。このすばらしいひとさじを作りあげたハチたちは、いったいどんなところにいるのだろう。そしてその蜜源の花はどんな空の下で、どんなふうに咲いているのだろう。

日本が初冬へと向かう11月の第4週、私は春爛漫《らんまん》のニュージーランド、北島のコロマンデル半島へやってきた。満開のマヌカの花と忙しく飛びまわるミツバチたちを見るために。

ワンガヌイ海洋保護区域の端にあるハーヘイの町の、エメラルド・グリーンの海を見下ろす丘の上から、木立の中を海岸まで続く道をハイキングしていたら、視界が開けた内陸側の向こうの丘一面に、白や淡いピンクの薄もやが見えた。マヌカの花だ。山桜に比べると、そのもやは、うんとはかなく、まぶしい陽光とあたりを満たす潮の香りの中で、山がごく薄いガーゼのストールを羽織っているかのように見える。

ビーチへのハイキングを終えたあと、マヌカの樹をあちらこちらに見ながら森林地帯の309ロードをドライブしていたら、くねくねとした道端に、ハチの巣箱がいくつも置いてあるのが見えた。働きバチがあたりをブンブン行き交っている。車を止めて飛び出すと、あたりの空気はマヌカのはちみつの甘く健やかで力強い香りに満たされていた。喉のひりひりを治そうと家の台所でスプーンを握りしめ、びんのふたを開けるたびにふわりと広がった、あの香りの元がここにある。

「マヌカハニーなんて、風味が強いし色は黒いからって、前は見向きもされなかったんだ」と養蜂家のアンドリューさんは面白そうに笑った。

「よくて加工用に回すか、捨てるしかなかったこともあったのに、今じゃラボで効き目のグレード検査を受けて、病院へ行くか海外でも引っ張りだこだ。こうして遥々日本から、ハチを見に自分が飛んで来る人までいる」

切断を免れないと言われた手足や、ときとして命そのものを救うパワーを秘めていたこの甘露を、不遜《ふそん》にも一時期、人は捨てていた。命を養うその力の代わりに、私たちは何を手に入れたかったのか。

収穫された蜜ごとに検査機関でその治癒力が証明され、グレードを明記した証明書が発行されるということなどは、こうしてせっせと忙しく花蜜を運び続けるハチたちの関心の埒外《らちがい》だ。彼女たちは昔からずっと変わらず、無心にひたすらはちみつを作る。それは、その行為が、自分たちの大家族を養う大事な仕事だからである。

はちみつの素材となる美味しい花蜜をたたえた花の群れを発見したら、「あったよ、あったよ！」と腰を振り、パワー全開のダンスをして、その情報を仲間たちに正確に伝達しようとする。それは、巣のなかで眠るみんなの大切な子どもたち、そして、自分たち自身を養うためだ。

一生懸命働いて、貯めた蜜を誰かがごっそり取りにきても、彼女たちは我慢強い。熊のプーさんであれ、人であれ、ほしいと言うならいらっしゃい。私は今日もまた花を見に行く。


この本は、ずっと身近にあって大好きだったのに、何十年もの間、はちみつの底力に気づかなかったうっかり者が、ひょんなことからその秘めたるパワーに魅せられ、夢中であれこれ冒険してみた、経験や覚え書きを個人的にまとめたものだ。はちみつに、あれもできる、これもできるとその再発見にうれしくなったあまり、思わず遊び場に走り出て、「はちみつ好きはこの指とまれ！」と言っているようなものである。

一読して、自分もはちみつの効き目を実際に試してみたいと思ってくだされば、美味しいはちみつが、世の中にもっと増えることになるだろうと思うので、とてもうれしい。この本でご紹介した使い方を目安の一例として役立て、自分に合った方法を工夫し、楽しんでいただけたらと思う。

そして、世界中にはまだ、数え切れない種類のはちみつがある。その治癒的効能に着目するファンが増えれば、各種はちみつの秘めたるパワーについて、学術的発見がさらに進むことになるのでは、と期待がはずむ。「医療用のはちみつ」や、この本ではちみつと組み合わせて使う方法を提案したビタミンCなどについては、近年興味深い研究が進み、専門家の間でもさまざまな情報が行き交っているようだ。

他のどんな分野でも同じだと思うが、科学の議論も社会的存在である人がする以上、そこは証拠の有無や理論の整合性だけですいすいと進んではいけない荒野のようだ。私たちの目に普段あまり触れなくとも、そこには常に手に汗握るドラマがある。

一話ごとのドラマの結末を引き受けていくのは、私たちだ。だからそんな議論を観戦し、私たちのためにと無心に研究をしてくれている方々に陰ながら声援を送り、その貴重な成果を普段の暮らしにどう活かしていけるか、あれこれ頭をひねるのも、素材好きの生活者の醍醐味《だいごみ》である。

各項目の冒頭にあげた引用文は、それぞれのお話をするときの、お茶会の掛け軸のようなつもりである。本や文献からのものもあれば、交流のあった身近な人のことばもあり、その引用の仕方は、とりとめなく統一感に欠けて見えるかもしれない。ただ、これまで私がはちみつを愛し、はちみつについて考えるとき、大きな印象や示唆を与えてくれた心の師ばかりだ。古代に生きた方々も、面識のない方もいらっしゃるから直接御礼を申し上げられないが、どの方にも心からの敬意を捧げたい。

そして、この本を作るにあたって、直接お世話になった方々への感謝の気持ちを言い尽くすことばを私は持たない。同じ巣のチームの中で、持ち場を分担してせっせとはちみつを作りあげてくださった働きバチのお姉さま方と、いっしょに羽ばたいてくださった雄バチのお兄さま方である。特に、司令塔の広瀬桂子さんと、花蜜を集めに行ったら、花の香りにふらふらと寄り道して皆さんをハラハラさせてばかりの筆者を、直接監督しなければならなかった編集担当の島口典子さん。胃が痛くならないように、どんなにか、たくさんのはちみつを、なめなければならなかったろうと思う。

それから応援し続けてくれた家族、友人たちも。

ほんとうにありがとうございました。

古来、甘いものは人にかぎりない幸福感を与えてくれた。

中でもはちみつは、急激な血糖上昇やアドレナリン分泌を抑えるので、幸福感が長続きすると言われている。アセチルコリンが副交感神経を優位にして鎮静作用をもたらしてくれるので、興奮はおさまり、気持ちもからだもリラックスできるらしい。

今晩悲しくて、あるいはうれしすぎて、眠れないかもと思ったら、少しだけ温めたミルクか、夕飯の飲み残しの美味しいワインにひとさじのはちみつを溶かしいれ、ベッドに持ち込もう。

花の中で甘い香りにからだごとすっぽり包まれるミツバチになった夢がみられるかもしれない。

前田京子

㉔『おいしく治そう・栄養療法の権威が答える健康ハンドブック』丸元淑生著　1986 文藝春秋
㉕『壊血病とビタミンCの歴史・「権威主義」と「思いこみ」の科学史』K.J.カーペンター著　北村二朗・川上倫子訳　1998　北海道大学図書刊行会
㉖『新・ビタミンCと健康・21世紀のヘルスケア』村田晃著　1999　共立出版
㉗『ビタミンCがガン細胞を殺す』柳澤厚生著　2007　角川SSC新書
㉘『ビタミンCの大量摂取がカゼを防ぎ、がんに効く』生田哲著　2010　講談社+α新書
㉙『今、注目の超高濃度ビタミンC点滴療法』水野春芳著　2013　日本文芸社
㉚ The One-Straw Revolution: An Introduction to Natural Farming, M. Fukuoka, edited by L. Korn, 1978. Rodale Press.（『自然農法・わら一本の革命』福岡正信著　1975　柏樹社）
㉛『腸内細菌学』光岡知足著　1990　朝倉書店
㉜『健康長寿のための食生活・腸内細菌と機能性食品』光岡知足著　2002　岩波アクティブ新書
㉝『免疫と腸内細菌』上野川修一著　2003　平凡社新書
㉞『人体常在菌のはなし・美人は菌でつくられる』青木皐著　2004　集英社新書
㉟『根の活力と根圏微生物』小林達治著　2013　〔初版は1986〕農文協
㊱『光合成細菌で環境保全』小林達治著　2012　〔初版は1993〕農文協
㊲ Fruitless Fall: The Collapse of the Honey Bee and the Coming Agricultural Crisis, R. Jacobsen, 2008. Bloomsbury.（『ハチはなぜ大量死したのか』R.ジェイコブセン著　中里京子訳　2009　文藝春秋）
㊳『ミツバチの不足と日本農業のこれから』吉田忠晴著　2009　飛鳥新社
㊴『見捨てられた初期被曝』study2007著　2015　岩波科学ライブラリー
㊵『死の灰と闘う科学者』三宅泰雄著　2014　〔初版は1972〕岩波新書
㊶ Zumla, A. and A. Lulat. Honey: A remedy rediscovered. Journal of the Royal Society of Medicine. 1989;82:384-85.
㊷ Molan, P. Selection of honey for use as a medicine. http://waikato.academia.edu/PeterMolan. 2012;1-5.
㊸ Irish, J. et al. The antibacterial activity of honey derived from Australian flora. PLoS One. 2011;6(3):e18229.
㊹ Nightingale, K. Native honey a sweet antibacterial. Australian Geographic (online). 2011 Mar 3 (www.australiangeographic.com.au/news/2011/03/native-honey-a-sweet-antibacterial).
㊺ Haydak, M.H. et al. A clinical and biochemical study of cow's milk and honey as an essentially exclusive diet for adult humans. American Journal of Medical Sciences. 1944;207(2):209-18.
㊻ Paul, I.M. et al. Effect of honey, dextromethorphan, and no treatment on nocturnal cough

主要参考文献

① Manuka: The Biography of an Extraordinary Honey, C. Van Eaton, 2014. Exisle Publishing.

② Manuka-Honig: Ein Naturprodukt mit außergewöhnlicher Heilkraft, D. Mix, 2014. 360° meidien gbr mettmann.

③ Practical Beekeeping in New Zealand, A. Matheson and M. Reid, 2011. Exisle Publishing.

④『ミツバチの世界・個を超えた驚きの行動を解く』J.タウツ著　丸野内棣　訳　2012　丸善出版

⑤『ミツバチ・飼育、生産の実際と蜜源植物』角田公次著　1997　農文協

⑥『日本ミツバチ・在来種養蜂の実際』日本在来種みつばちの会編　2000　農文協

⑦『我が家にミツバチがやって来た』久志冨士男著　2010　高文研

⑧『ミツバチの生活』M.メーテルリンク著　山下知夫・橋本綱訳　2000　工作舎

⑨『ミツバチの文化史』渡辺孝著　1994　筑摩書房

⑩『ミツバチの文学誌』渡辺孝著　1997　筑摩書房

⑪ De materia medica, Pedanius Dioscorides of Anarzarbus, translated by L.Y. Beck, 2005. Olms-Weidmann.

⑫『ファラオの秘薬・古代エジプト植物誌』L.マニカ著　編集部訳　1994　八坂書房

⑬『香料文化誌・香りの謎と魅力』C.J.S.トンプソン著　駒崎雄司訳　1998　八坂書房

⑭『アーユルヴェーダ・日常と季節の過ごし方』V.B.アタヴァレー著　稲村晃江訳　1987 平河出版社

⑮『アーユルヴェーダのハーブ医学』D.フローリー、V.ラッド共著　上馬場和夫監訳・編著　2000　出帆新社

⑯ The New Standard Formulary, A.E. Hiss, Ph.G., and A.E. Ebert, Ph.M., Ph.D., c.1910. G.P. Engelhard & Company.

⑰『歴代日本薬局方収載生薬大事典』　木下武司著　2015　ガイアブックス

⑱『ハチミツの百科・新装版』渡辺孝著　2003　真珠書院

⑲ Honey and Healing, edited by P. Munn and R. Jones, 2001. International Bee Research Association. (『ハチミツと代替医療・医療現場での可能性を探る』P.マン、R.ジョーンズ編［国際ミツバチ研究協会］　松香光夫監訳　2002フレグランスジャーナル)

⑳『はちみつで元気を手に入れる』(別冊家庭画報) 宇津田含監修　2004　世界文化社

㉑ Vitamin C, the Common Cold and the Flu, L. Pauling, 1976. W.H. Freeman & Company. (『ライナス・ポーリングのビタミンCとかぜ、インフルエンザ』L.ポーリング著　村田晃訳　1977　共立出版)

㉒ Cancer and Vitamin C: A Discussion of the Nature, Causes, Prevention, and Treatment of Cancer with Special Reference to the Value of Vitamin C, E. Cameron and L. Pauling, 1979. W.W. Norton & Company. (『がんとビタミンC』　L.ポーリング、E.キャメロン共著　村田晃、木本英治、森重福美共訳　2015〔初版は1977〕共立出版)

㉓ How to Live Longer and Feel Better, L. Pauling, 1996. Avon Books.

and sleep quality for coughing children and their parents. Archives of Pediatrics and Adolescent Medicine. 2007;161(12):1140-46.

㊼ El-Haddad, S.A. et al. Efficacy of honey in comparison to topical corticosteroid for treatment of recurrent minor aphthous ulceration: A randomized, blind, controlled, parallel, double-center clinical trial. Quintessence International. 2014;45(8):691-701.

㊽ Motallebnejad, M. et al. The effect of topical application of pure honey on radiation-induced mucositis: A randomized clinical trial. Journal of Contemporary Dental Practice. 2008;9(3):40-7.

㊾ Khanal, B. et al. Effect of topical honey on limitation of radiation-induced oral mucositis: An intervention study. International Journal of Oral and Maxillofacial Surgery. 2010;39(12):1181-5.

㊿ Green, M.H. et al. Effect of diet and vitamin C on DNA strand breakage in freshly-isolated human white blood cells. Mutation Research. 1994;316(2):91-102.

(51) Yamamoto, T. et al. Pretreatment with ascorbic acid prevents lethal gastrointestinal syndrome in mice receiving a massive amount of radiation. Journal of Radiation Research. 2010;51(2):145-56.

(52) Chen, Q. et al. Pharmacologic ascorbic acid concentrations selectively kill cancer cells: Actions as a pro-drug to deliver hydrogen peroxide to tissues. Proceedings of the National Academy of Sciences. 2005;104:8749-54.

(53) Keim, B. Honey remedy could save limbs. Wired (online). 2006 Oct 11 (http://archive.wired.com/medtech/health/new/2006/10/71925).(『抗生物質が効かない細菌に、蜂蜜で対抗』 http://wired.jp/2007/06/21/抗生物質が効かない細菌に、蜂蜜で対抗/)

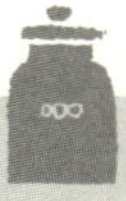

著者からのお願い

この本では、これまでに専門的な研究によって一般的な安全性や効用が発表され、広く確認されてきた素材やその活用法について、著者の経験を合わせながら紹介しています。しかし、どんなに安全性が高いとされる素材も、全ての人に相性がよいということはありません。「自分との相性」を注意深く確かめながら、自己判断の上で、活用するようにしてください。また、はちみつは、幼児の発達と健康に大変よいとされているものの、過去にはちみつの中にボツリヌス菌が見つかったことがあることから、腸内細菌叢が未発達な1歳未満の乳児には与えるべきではないとされています。これについては、参考文献⑲の巻末に大変興味深い報告があります。

前田京子　まえだ・きょうこ

国際基督教大学教養学部、東京大学法学部卒業。手作り石けん・ボディケアブームの先駆けとなった『お風呂の愉《たの》しみ』(飛鳥新社)、『はっか油の愉《たの》しみ』(マガジンハウス) 他、著書多数。2015年発売の『ひとさじのはちみつ 自然がくれた家庭医薬品の知恵』は10万部のベストセラーに。持ち前の探究心から得た知見と暮らしの楽しみ方を結びつけるアイデアを惜しみなく伝えている。1962年生まれ、横浜市在住。

新装版《しんそうばん》 ひとさじのはちみつ
自然《しぜん》がくれた家庭《かてい》医薬品《いやくひん》の知恵《ちえ》

2025年 2月13日　第1刷発行

著　者　前田京子

発行者　鉄尾周一

発行所　株式会社マガジンハウス

東京都中央区銀座3-13-10　〒104-8003

書籍編集部　☎03-3545-7030

受注センター　☎049-275-1811

印刷・製本　中央精版印刷株式会社

ISBN978-4-8387-3312-5 C0095

本書は2015年に発行した『ひとさじのはちみつ 自然がくれた家庭医薬品の知恵』の新装版です。
新装版の制作にあたり、脚注など一部を加筆修正し、
巻頭カラーページ「おいしい『おうち薬局』の作り方」を新たに加えました。

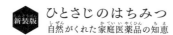